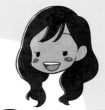

0歳からの
おうち矯正

社団法人日本床矯正研究会会長
鈴木　設矢

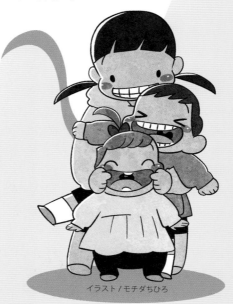

イラスト/モチダちひろ

弘文堂

はじめに

　子どもに美しい歯並びを望むのは親の自然な愛情です。

　お子さんの歯並びが「ちょっとおかしいかも？」と感じたとき、おうちの方がもっとも悩むのは、「いつ、どうやって治療すればいいのか」ということではないでしょうか。本書では、その疑問に答えることはもちろん、歯医者にかからなくてもおうちで歯並びを治せる**おうち矯正**のコツについてお伝えしていきます。

　子どもは日々成長します。正しく成長すれば歯は自然にきれいに並ぶのです。すべての病気に原因があるように、悪い歯並びにも原因があります。歯科医は治すことが仕事ですが、そもそも悪くなる原因を作らなければ、治療は必要ありません。子どもと家計にかかる負担を考えれば、その方がずっといいはずです。

　お子さんの歯をよく見て、「何かおかしい」と感じたら、すぐに本書を開いてください。「何かおかしい」と早めに感じることがおうち矯正の最初の一歩です。「何かおかしい」くらいであれば、おうち矯正で治ってしまうこともある一方で、そのまま放置すれば矯正歯科でなければ治せない状態になってしまうことも多いのです。

　本書を読んでいただければ、「何かおかしい」と気づくようになるだけでなく、「何がおかしいのか」「いま何ができるか」「歯医者に行くべきかどうか」がわかるようになります。歯並びが乱れる原因に早く気づいて解消すれば、歯科矯正に大金を使うことなく、美しい歯並びと健康的な顔立ちになれるのです。

歯並びが影響を与えるのは容姿だけではありません。「齟齬」という言葉があります。物事がうまく噛み合わず、食い違ってうまく進まないという意味です。歯並びが悪く、うまく噛み合わなければ、からだの他の器官にも影響がでます。歯並びが悪いということはまさに齟齬の状態なのです。

　古代中国の春秋時代、斎の管公は「一日を楽しみたければ花を活けよ。一年を楽しみたければ花を植えよ。十年を楽しみたければ木を植えよ。百年を楽しみたければ人を育てよ」と教えています。この言葉は子育てにも通じます。子どもの歯並びはたった一日でも変化します。一年放置すれば手遅れになるかもしれません。十年放置すれば取り返しがつかなくなります。人生百年時代、成人後の歯並びは人生に大きな影響をあたえます。

　赤ちゃんが生まれたら、ぜひ本書を「家庭の歯科医学」として常備してください。できるだけ早い時期に歯の病気と歯並びの異常に気づいていただき、お子さんの健康と顔立ちを守るために最適な解決方法が見つかることを願っています。

　　　　　　　　　　　　　　　　　　　　鈴木　設矢

目　次

第4章

正しく咬んで
歯並びを育てる
前歯で咬み、舌の正しい位置を習慣にすることが大切です⋯65

第5章
出っ歯にさせないために
とくに下あごを後退させる悪い癖に注意・・・・・・・・・・・・・・・・・89

第8章
正しく食べて きれいな歯並び
歯にいい食べ物と食べ方は心とからだも安定させます⋯⋯143

第**9**章

悪い顔をつくる
習慣に注意

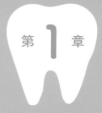

第1章

一見きれいに並んだ乳歯は危険信号

おうち矯正を
始めましょう

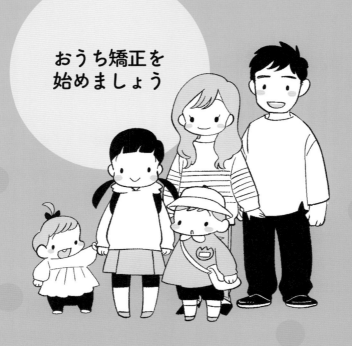

気になる歯並びも
おうち矯正で治しましょう

🦷 むし歯は減ったのに、歯並びはなぜ放置？

　悪い歯並びの種類や症状はさまざまです。それは**歯並びが悪くなる原因がそれだけいろいろある**からです。おうちの方がその原因を見つけ出して早めに取り除いてあげれば悪い歯並びは防げます。

　それが可能だと言い切るのには理由があります。

　3歳児のむし歯数は1989年（平成元年）には平均2.9本ありましたが、27年後の2016年（平成28年）には0.5本まで減りました。

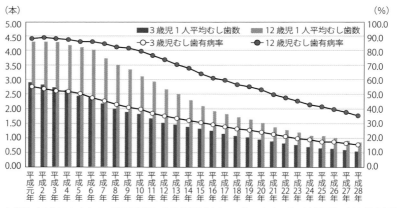

　3歳児：平成25年度まで：母子保健課・歯科保健課調べ、平成26年度以降：地域保健・健康増進事業報告、12歳児：学校保健統計調査（文部科学省）

　それはなぜでしょうか？　お母さんやお父さんがむし歯になる原因に気づき、原因を取り除く努力をしたからです。子どもが歯を磨いた後に二度磨きをしてあげたり、フッ素入りの歯磨き粉を使ったり、おやつにはキシリトールが入ったガムを選んだりといった予防のポイントを知って、むし歯にさせないように努めた結果なのです。

　むし歯は減りましたが、残念ながら悪い歯並びは減っていません。

　むし歯は細菌感染から発症しますが、歯並びは歯の形態異常です。原因が異なりますから、とうぜん予防方法も異なります。むし歯予防の方法が広く知られるようになったことでむし歯が減ったように、**悪い歯並びを防ぐ方法がもっと知られるようになれば、歯並びの悩みも減るはず**なのです。

> むし歯は原因が広く知られて予防が普及した結果、ずいぶん減りました。
> 悪い歯並びを防ぐことも同じです。原因を知って予防しましょう。

🦷３歳から６歳までの観察が歯並びを決めます

　残念なことに、不正咬合（悪い歯並び）について厚生労働省は2022年、「３歳児の不正咬合等の割合は悪化している」と報告しています。子どもの歯並びについても、むし歯と同じように、おうちの方が発症原因を発見し、取り除くことができれば、歯並びは必ず良くなります。

　悪い歯並びになるチェックポイントを知っていれば、予防し、改善することができます。それが**おうち矯正**です。

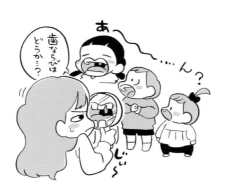

将来の歯並びを決めるポイントになる時期は、乳歯の一番奥の乳臼歯が生えそろう３歳から、下あごの前歯が抜けかわる６歳頃までです。この時期の観察がとても大切です。

　幸いなことにこの時期はむし歯の予防に関心が高く、多くの親御さんが子どもの口の中を気にして注意を払います。むし歯予防と同時におうち矯正を始めるのには絶好の時期なのです。

おうち矯正を始めましょう

　多くの方は、悪い歯並びは自然には治らないもの、歯科医に治してもらうものと思い込んでいます。けれど、歯並びもむし歯と同じで予防が大切です。悪くなった原因を突きとめて解消すれば必ず良くなるのです。

> 悪い歯並びになりそうだなと思ったら、おうちの方がすぐに原因を見つけてください。早く見つければ、改善する時間もそのぶん長く使えるのです。

　そのためにはまず、**歯並びを悪くする原因を理解して、悪い習慣があればやめさせ、良い習慣を身につけさせましょう**。これが、おうちでできる矯正の第一歩です。

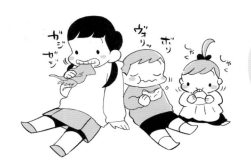

前歯を使ってリスのように咬みましょう。

子どもの歯並びが
悪いと感じたら

🦷 早期治療のチャンスを逃さないで！

　早期に発見して治療することの重要性は、すべての病気に共通します。むし歯や歯並びも同じです。

　乳歯が生えそろい、永久歯に生えかわり始める時期が、子どもの歯並びの異常に気づくチャンスです。よくある例として、前歯の永久歯が曲がって生えてきて隣の歯と重なり合ってしまったとしましょう。おうちの方ができるだけ早いうちに処置をしてほしいと望んで矯正歯科を受診するのは当然のことです。

　ところがこの場合、「今はもう少し様子を見ましょう」とか「矯正治療をするにはまだ早すぎます」などと言われて帰されてしまうことが多いのです。その理由は、**多くの矯正歯科が抜歯矯正を前提にしている**からです。

　「もう少し様子を見ましょう」の真意は「抜くための歯が生えてくるまで当院では矯正治療はできません」という意味なのです。でも、「様子を見ましょう」と言われてしまえば、「矯正のことは素人にはわからない」という刷り込みがされてしまいます。その結果、せっかく早期発見できたのに早期治療につながらないのです。

　もし歯科医の説明が足りないと思ったら、勇気を出して「なぜ様子を見る必要があるのですか？」と尋ねてみてください。そして、その説明に納得できない場合は代わりの方法を探しましょう。

　「初期だから放っておけばよい」などという病気はどこにもないのですから。

🦷 矯正治療は高くつく？

　八重歯がチャームポイントなどと言われたのは昔の話で、現在はきれいな歯並びの価値はグローバルスタンダードです。

　2022 年 1 月の日本歯科新聞に「0 ～ 3 歳までの子どもの口腔事情で気になること」の調査結果が掲載されました。それによると気になることのトップは歯並びで 66%、次いでむし歯が 64% です。**親御さんもむし歯より歯並びを気にしている**ことがわかります。

　最近では小学生でも見た目を気にして、歯並びを治したいと思っている子どもも多いのです。しかし矯正治療はお金のかかるぜいたくなものであることは子どもでも知っていて、自分からは言えないこともあるようです。

　実際、ほとんどの矯正治療は健康保険の対象外で、しかも治療が長期にわたりますから、むし歯を治すのとはわけが違います。

　しかし、実は**子どもの歯並びの異変に早期に気づけば、矯正歯科に通院しなくてもおうち矯正で予防ができる**のです。親も子も気になる歯並びを放置して様子を見ていればますます悪化し、治療が複雑になり、治療期間が長くなり、結果的に治療費用もかさみます。

　そのためにはまず、正常の歯並びと問題のある歯並びの違いを知って、見分けられるようになりましょう。

高額な矯正治療費を負担せずに子どもの歯並びを整えられるおうち矯正の方法があることをぜひ知っておいてください。

子どもの歯の成長を知っておきましょう

🦷 歯の抜けかわりはからだの成長を示すバロメーター

　ここから先は専門的な話もあり、少しむずかしいかもしれませんが、できれば一通り読んでみてください。2章で詳しく説明します。

　子どもは成長しますが、もちろん個人差があります。そこで、からだの成長を歯の生え方で捉えます。**歯牙年齢**という考え方です。

　乳歯が生えた乳歯列期は第一次成長期です。赤ちゃんは平均で生後8か月前後に下あご前歯の乳歯が生えてきます。乳歯が生えてくるのが早い子どもは永久歯への生えかわりも早く、遅い子どもはこれ以降の生えかわりも遅くなります。母子健康手帳には乳歯の生えた時期を記録しておく欄がありますので、忘れずに記載しておきましょう。あとから参考になります。

　多くの方は「生後〇か月になったから歯が生えた」「〇歳で歯が生えかわる」と考えがちですが、そうではありません。

　乳歯が抜けるということは、子どもが成長し、骨の中で次に生える永久歯が育ち、生えかわる準備ができたということを意味します。つまり、**歯の生える時期は子どもの成長と個人差を測るのに最適なバロメーター**なのです。子どもは平均値どおりには成長しないことを知っておいてください。

🦷 おうち矯正に最適なのは3〜6歳

　平均でだいたい3歳頃に乳歯の奥歯が生えて乳歯列が完成します。歯磨きも少しずつ上手になってきますが、まだ大人の仕上げ磨きが必要です。この頃から下あごの前歯が生えかわる6歳くらい

までが、おうち矯正を始めるのに最適なタイミングです。**むし歯だけでなく歯並びについても、お子さんの口の中を毎日チェックする習慣があるということが重要**なのです。

6歳前後になると下あごの前歯から乳歯が抜け始めて永久歯にかわります。犬歯と奥歯はまだ乳臼歯です。同じころ第一大臼歯（6歳臼歯）が生えてきます。乳歯と永久歯が混じり合っている**混合歯列前期**になります。これは歯が生えかわっただけでなく、第一次成長期が終わり、子どもの成長が安定期に入ったことを意味します。

この時期はおうち矯正のできる最後のチャンスです。おうち矯正は子どもの成長する力を利用する方法であるため、どうしても時間がかかるからです。少しでも早く始めて、子どもの成長が止まる前に完了する必要があります。乳臼歯が抜ける前までに始めるのが理想的です。

🦷 第二次成長期になるとおうち矯正では治せません

10歳頃からは側方歯群とよばれる乳犬歯・乳臼歯が永久歯に生えかわり、**混合歯列後期**になります。犬歯が抜けたら子どものからだが第二次成長期に入ったというサインです。第二次成長期になると身長が伸び、大人のからだへと成長し、骨格性に変化します。精神的にも自我が芽生え、大人側からみるといわゆる反抗期になります。

おうち矯正は子どもの成長を利用しておこなう方法ですから、子どもがどの成長過程にあるのかを知ることが必要です。悪い歯並びを改善するのにかかる期間から逆算して、乳歯列期、混合歯列前期の早い時期に気がつき、開始することが必要です。

この時期になると子どもは親に口の中を見せるのを嫌がるようになり、口の中を観察するチャンスが減ります。12 歳頃になると最後の永久歯が生えて大人の歯列が完成し、**永久歯列期**になります。その後も女子は 14 歳頃、男子は 17 歳頃まで成長を続けます。

現在よく見られる子どもの悪い歯並びには次の傾向があります。

①乳歯に適切なすき間（発育空隙（はついくくうげき））が足りないことによる乱ぐい歯
（叢生（そうせい）→ 22 頁）

②受け口（反対咬合（はんたいこうごう）→ 104 頁）

③下あごが後退して出っ歯に見えるかみ合わせ（→ 91 頁）

とくに②と③は、顔立ちに大きく影響する悪い歯並びです。これらを見落とさないこととその改善が、おうち矯正を成功させる秘訣です。

おうち矯正のポイント

乳歯の段階で正しい知識をもっていれば、おうち矯正で早めに対策が可能です。

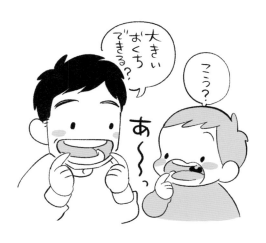

乱ぐい歯（叢生）に
させないために

🦷 44%の子どもが叢生（乱ぐい歯・八重歯）になります

乳歯から永久歯に生えかわる際にもっとも気になるトラブルは乱ぐい歯です。医学的には**叢生**といいます。叢生はすべての子どものうち44%に発症し、そのうちの70%が前歯です。口を開けると目立つので、矯正治療を考える親御さんも多いでしょう。

叢生の原因は、歯列（歯ぐきの幅）よりも生えてくる歯の幅の方が大きいことです。そのために歯の一部が重なったまま生えてしまうのです。**おうち矯正では、未発達の歯列の発育を促してあげることで叢生を予防・改善します。**

下の写真を見てください。乳歯が生えそろったところですが、下あごの真ん中2本の乳前歯が重なっています。乳歯の叢生です。

叢生の原因は歯列の未発達です。永久歯が並ぶのに十分な幅の歯列に成長できなかったということです。こうなってしまったのはなぜなのか、原因を考えることが大切です。44%、つまり半分近い子

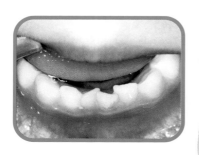

乳歯が重なってしまっているのは通常ありえないくらい悪い歯並びです。永久歯が生えてきたらスペースが足りないのは一目瞭然です。

どもに歯列の発育不足があるのです。残りの約半分の正常グループに入るために必要なことを知っておきましょう。それがおうち矯正です。

叢生を治す三つの方法

叢生を治すには狭い歯列を広げて、歯の大きさと一致させる必要があります。一般的に考えられるのは次の三つの方法です。

①発育不足の歯列を刺激して育成する。

②発育不足の歯列を機械的に拡大する。

③歯を抜いて、ワイヤーで歯を整える（マルチブラケット）。

このうち①はおうちでできる矯正です。歯列を育成して広げるために生活習慣を見直して口周りの発達を促します。通院の負担もかかりませんし、正しい習慣を覚えればこの先もずっと歯並びのトラブルを回避できます。短所としては、改善までに時間と努力が必要なことです。子どもの発育に合わせて適切な時期に開始することも重要で、タイミングが遅れれば努力が無駄になってしまいます。

②③は歯科医師がおこなう治療で、②は床矯正治療による治療法です（床矯正以外の治療法もあります）。③は一般的に矯正専門医がおこなう抜歯による矯正治療です。

どの治療にもプラスとマイナスの両面があります。

56％の子どもは叢生になりません。
早めにおうち矯正を開始して56％の
グループに入りましょう。

🦷 知っておきたい抜歯矯正のリスク

　とくに知っておいていただきたいのが、③の抜歯矯正のリスクです。一般的な抜歯矯正では、前中央から数えて４番目の第一小臼歯を上下左右４本抜歯して歯の並ぶスペースをつくります。大切な歯を４本も失ってしまうのです。加えて口の中のスペースが狭くなるので、舌の運動範囲も小さくなってしまいます。本当にそれでいいのか、あとで後悔しないように慎重に考える必要があります。

　第一小臼歯の幅は７ミリですから、４本抜けば上下それぞれに14ミリのスペースができます。ですが実際には14ミリもの重なりのある叢生はほとんどありません。前歯の重なりがわずか数ミリだった場合、抜歯後には歯と歯の間にかなりのすき間ができてしまいます。

　このすき間を埋めるために、抜歯後は形状記憶合金のワイヤーで歯列を閉じます。前歯のすき間はなくなりますが、その分口の中が狭くなります。また、下の写真のように奥歯のすき間がそのまま残ってしまうこともあります。

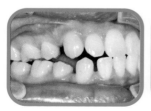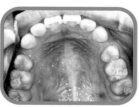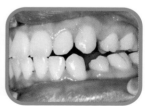

抜歯矯正後の歯並びです。抜歯をしたところにすき間が残ってスカスカになってしまっています。

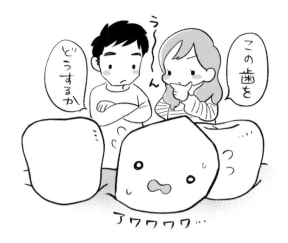

　抜歯矯正医が「大人になるまで処置を待つ必要がある」と言うのは、抜歯矯正を選択した場合は抜歯をすべき歯が生えてくるまで待つほかないからです。抜歯矯正はやり直しのきかない不可逆的治療法なのです。

　それだけではありません。早めに歯を抜くことは子どものあごの発育を阻害します。あごが成長する途中で抜歯をすると顔貌に悪い影響が出てしまうのです（→33頁コラム）。たとえ大人であっても、口の中が小さくなり、奥歯の間にすき間ができてしまう治療に本当にリスクはないのでしょうか？

　歯の重なりが少なく、まだ乳歯の段階であれば、①のおうち矯正で十分間に合います。少し遅れて、下あごの前歯が永久歯になってから（混合歯列前期）重なりに気づいた場合には、②の床矯正治療を選び、歯列を必要なスペースだけ拡大するのがおすすめです。

　③の抜歯矯正を選ぶのは、犬歯が生えたあと（混合歯列後期や成人歯列期）、もしくは歯の重なりが全体に大きい重篤な症状の場合に限ったほうがいいでしょう。

最初から抜歯矯正を選ぶ必要はないということですね！

発達段階に適した矯正方法を選ぶことが大切です。

一般的には歯の位置を以下のように表現します。歯式といいます。

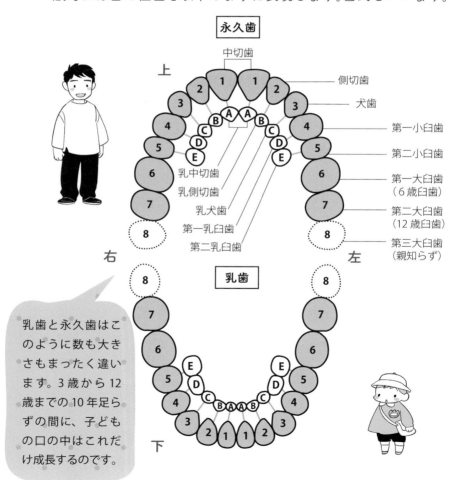

永久歯

中切歯

上

側切歯

犬歯

第一小臼歯

第二小臼歯

第一大臼歯
（6歳臼歯）

第二大臼歯
（12歳臼歯）

第三大臼歯
（親知らず）

乳中切歯

乳側切歯

乳犬歯

第一乳臼歯

第二乳臼歯

右

左

乳歯

下

乳歯と永久歯はこのように数も大きさもまったく違います。3歳から12歳までの10年足らずの間に、子どもの口の中はこれだけ成長するのです。

26

🦷 すき間がない乳歯は悪い歯並び

　下の写真は生えそろった乳歯です。これを見て「きれいな歯並び」だと思った方は危険です。すぐにでもおうち矯正を始めてください。

　たしかにすき間なく歯が並んでいますが、これは**典型的な悪い歯並び**です。このまま放置すれば永久歯の前歯は必ず叢生になってしまいます。基本的に叢生は前歯部にしか発症しないのです。

　なぜなら、永久歯の前歯4本分は乳歯の前歯4本分よりも上あごで約7ミリ、下あごで約5ミリ大きいのです。つまり、永久歯の前歯がきれいに並ぶためには、乳歯の前歯にそれだけのすき間があることが必要です。

　乳歯のときにすき間なく歯が並んでいるということは、上前歯に7ミリ分のスペースが足りないということです。叢生の70％が前歯に起こることを思い出してください。前歯はそれだけ要注意ゾーンなのです。

乳歯の悪い歯並び

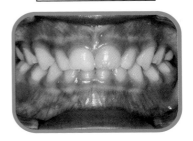

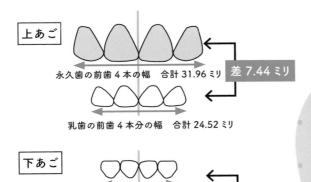

上あご

永久歯の前歯4本の幅　合計 31.96 ミリ　　差 7.44 ミリ

乳歯の前歯4本分の幅　合計 24.52 ミリ

下あご

乳歯の前歯4本分の幅　合計 18.11 ミリ

差 5.31 ミリ

永久歯の前歯4本の幅　合計 23.42 ミリ

前歯だけなら乳歯と永久歯の違いは上あごで7ミリ、下あごで5ミリ。抜歯で14ミリもスペースを作る必要はないのです。

🦷 乳歯の歯並びはすきっ歯が正解

　統計上、子どもが10人いれば4人が叢生です。残りの6人はきれいに永久歯が並びます。その違いは、乳歯の前歯にすき間があるかどうかです。

　子どもの口の中を見て、乳歯の前歯が**すきっ歯**の状態で生えていれば心配ありません。写真のような状態です。

乳歯の良い歯並び

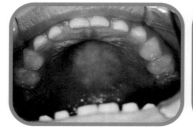 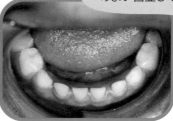

上も下も歯の間に十分なすき間があります。乳歯のよい歯並びです。

　前歯にこれだけのすき間があれば、永久歯が生えてきても叢生にならずに歯が並びます。このすき間を**発育空隙**といいます。

　前歯がすきっ歯になるように育てるためには、歯列が正しく発育するための刺激を与える必要があります。そのカギになるのは食事です。奥歯で噛むだけではなく、**前歯を使って咬む咬断運動**をすることであごの歯槽骨に刺激が伝わり、歯列が発達するのです。食事の内容と食べ方を変えれば歯列はちゃんと成長します（→8章）。

おうち矯正のポイント

　前歯を叢生にさせないためには、すきっ歯に育てましょう。リスのように前歯で咬む食事で、歯列を発達させましょう。

🦷 奥歯が重なって生えてくる理由

　前歯の叢生に比べて奥歯（臼歯）の叢生が少ないのには理由があります。本来、奥歯には叢生ができにくいのです。

　なぜかというと、上あごの犬歯（糸切り歯）とその奥にある 2 本の臼歯の幅の合計は、永久歯よりむしろ乳歯の方が約 0.8 ミリ大きく、下あごでは永久歯より約 3 ミリも大きいのです。永久歯より乳歯の幅の方が大きいのですから、生えかわった際にも歯の重なりによる叢生は発生しない、というわけです。

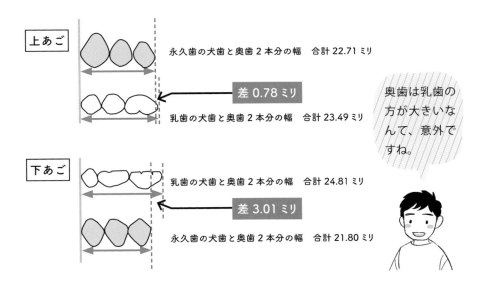

ところが、乳犬歯や乳臼歯がむし歯になって抜いた場合には、叢生の原因になってしまいます。

　奥歯は手前にある臼歯がなくなってしまうと、空いたスペースを埋めようとして前方に移動する性質があります。抜いた臼歯の下には永久歯がありますが、まだ生える準備ができていません。このまま奥歯が動いてしまうと、いざ永久歯が生えようとしても歯列内にスペースがないため、叢生になってしまうのです。

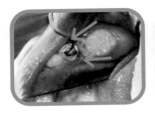
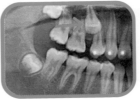
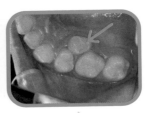

乳歯がむし歯になり、奥歯が前に移動してきました。

奥歯の移動によって、永久歯の生えるスペースが足りないことがレントゲンからわかります。

生えるスペースがなくなった永久歯は叢生になりました。

　奥歯を叢生にさせないためのおうち矯正のポイントは、奥歯をむし歯にさせないことです。もし乳臼歯がむし歯になったら、放置せずに歯科医院で治療しましょう。やむを得ず抜歯した場合は、奥歯が前方に移動しないように補隙装置を装着します（写真下）。補隙装置は健康保険の治療対象ですから、矯正治療の予防と思えば安上がりです。

　たまに乳犬歯が、むし歯でもないのに早めに抜けてしまうことが

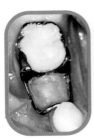
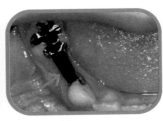

補隙装置の例

あります（早期脱落）。この場合、前歯が乳犬歯側に移動して犬歯の生えるスペースがなくなってしまうので、前歯より先に犬歯が生えてきたときに

おうち矯正のポイント

奥歯の叢生予防のためには、乳犬歯をむし歯にさせないようにしましょう。
乳犬歯が抜けたときが注意のポイントです。

叢生（八重歯）になってしまいます。この場合も歯科医院で補隙装置の治療を受けてください。

「乳歯はどうせ生えかわるから」と甘く考えるのは間違いです。

乳犬歯、乳臼歯をむし歯にしないようにしっかりケアをし、治療をしましょう。

🦷 犬歯の叢生と日本にはなじみのない削合治療

犬歯が叢生になる原因は乳犬歯の早期脱落だけではありません。29ページで、側方歯群（犬歯と臼歯）の幅の合計は永久歯より乳歯の方が大きいという説明をしましたが、犬歯だけを比べると永久歯の方が乳犬歯より1ミリ大きいのです。そのため、犬歯が生えかわるタイミングで歯列に1ミリ余分に発育空隙がないと、犬歯は前歯より前方に生えてしまうので叢生になります。

この場合、ヨーロッパでは削合という処置をするのが一般的です。犬歯が生えるスペースを確保するために乳臼歯を削る治療です。乳歯はそのうち抜けますし、あとから生えてくる永久歯の方が幅が狭いのですから、乳歯を削ってもなにも問題はありません。

ヨーロッパの矯正の本には、側方歯群の乳臼歯が交換するときには削合の処置をすべきと必ず記載があります。しかし、日本では抜歯矯正が主流のため、この削合の処置法は普及していません。

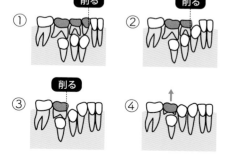

削合治療

①犬歯が前歯に接触したら乳犬歯の近心（中心に近い側）を削ります。

②乳犬歯より犬歯が1ミリ大きいので第一乳臼歯の近心を削ります。

③次に生える永久歯より第二乳臼歯の方が大きいので近心を削ります。

④第二小臼歯（永久歯）は正しい位置に生えてきます。

問題なのは乳歯の生えかわる順番なのです。乳犬歯が早く生えてしまったら削合処置をすればいいのです。処置をしなければ犬歯は前歯の前方に出て叢生になります。

　犬歯が叢生になった実例を見てみましょう。10歳5か月の混合歯列後期の男の子です。上下あごの乳犬歯が抜けたため、前歯が移動して、犬歯の生えるスペースを埋めてしまい、叢生になりました。

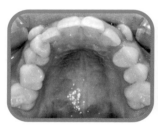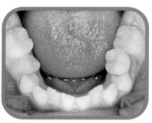

　21歳になりました。八重歯になった犬歯は頬筋に押されて内側に移動してくるので、前歯の側切歯（二番目の前歯）の叢生が重症化してしまいました。下あごは犬歯が歯列からはみ出しています。こうなってからでは抜歯矯正をするしかありません。

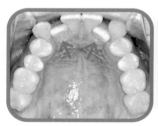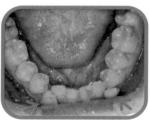

犬歯の叢生（八重歯）は子どもの頃はかわいらしく見えても、大人になると本人が気にする場合も多いようです。床矯正で早めに治療すれば費用も安くすみます。

抜歯矯正は顔の印象に影響します

　早すぎる抜歯矯正が顔の成長に悪い影響を与えた例を紹介しましょう。

　一卵性の双子の姉妹アンネとジェーンは、成長途中の 13 歳のときに矯正治療を受けました。左の写真のアンネは抜歯矯正を、右のジェーンは抜歯をせずに床矯正治療を受けました。

　下段の写真は二人の 38 歳のときのものです。13 歳のときにはほぼ同じだった二人の顔の輪郭や印象が違ってきているのがわかります。その理由として抜歯矯正をしたことがアンネのあごの成長を妨げた可能性が考えられます。

　抜歯矯正はあごが成長を完了した時点、つまり成人になってから処置するのが適切です。年齢や発達段階によって、矯正治療法の選択は変えたほうがいいことを覚えておいてください。

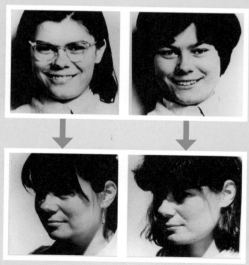

＊写真は英国の床矯正専門医 Dr.J.MEW から承諾を受けて掲載しています。

第 2 章

おかしいと感じたときがおうち矯正のチャンス

叢生になる歯並びは
2〜3歳で
決まります

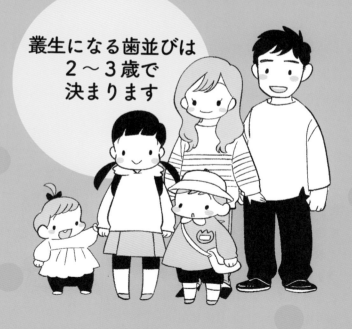

いろいろな歯並びの異常を
知っておきましょう

歯並びの異常にはどんな種類があり、発症率はどのくらいなのか、そして原因は何なのかをまとめてみましょう。

叢生（乱ぐい歯、八重歯）→22頁

　いちばん多いのは第1章で説明した**叢生**です。歯と歯が重なって生える、曲がって生えるなど、乱ぐい歯と呼ばれる状態です。すべての子どものうちの44％に叢生の発症がみられます。**叢生の原因は歯の土台になる歯列の発育不足**です。この歯列の発育不全を早期に見つけて、改善するのがおうち矯正です。

　それ以外にも、歯列やあごの異常の多くは悪い習慣やちょっとした癖から発症します。これらの異常も、ひどくなる前に予防するにはおうち矯正が最適です。

おうち矯正のポイント

子どもの食事の仕方や癖などが歯並びに悪い影響を与えている場合は、できるだけ早く見つけて改善することが大事です。そうすれば悪い歯並びが定着することはなく、歯科医院で矯正治療を受ける必要もありません。

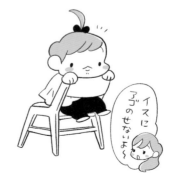

イスにアゴのせないよ～

🦷 上顎前突（出っ歯）（→ 90 頁）

叢生の次に多いトラブルが**上顎前突、いわゆる出っ歯**で、発症率は 13％ です。

出っ歯にもいろいろな種類があり、原因も一つではありません。前歯が叢生になったために押し出されているケース、上あごが未発達なために前歯が出っ歯に見えるケース、下あごが後退したために上あごの前歯が出っ歯に見えるケースなどがあります。

🦷 離開（歯間のすき間）（→ 100 頁）

乳歯にとっては大切なすきっ歯も、永久歯には不要なものです。永久歯で歯と歯の間にすき間がある歯並びは**離開**といい、発症率は 12％ です。

離開は、舌や指、爪、鉛筆などを使って前歯を押し出したり、前歯と前歯の間に挟んだりする癖が原因です。このような悪い習慣を早めに見つけてやめさせるのもおうち矯正です。

🦷 過蓋咬合（下の歯が見えない噛み合わせ）（→ 85 頁）

咬み合わせが深くて下の前歯が見えない**過蓋咬合**の発症率は 5％ です。過蓋咬合の原因は、しっかり食べ物をかんでいないために、歯列が発達せず、咬み合わせが深くなりすぎることです。食事の仕方は歯にとってたいへん重要です。

🦷 反対咬合（受け口）（→ 104 頁）

上あごの前歯の噛み合わせが３歯以上逆になっている**反対咬合（受け口）**の発症率は 2％ です。あごが突き出しているので目立ちますし、顔貌に悪い影響を与えます。

反対咬合は自然に治ってしまう場合も多く、幼児の発症率は

16％もあるのですが、12歳になると2％まで減少します。つまりほとんどの場合は何もしなくても治ってしまいます。ただし、悪い癖をやめないと重症化しますので、おうち矯正で必ず治るようにしてあげましょう。前歯だけではなく、臼歯部の噛み合わせが交叉しているケースもあります。

🦷 位置異常

歯が正しい位置に生えないのが**位置異常**です。

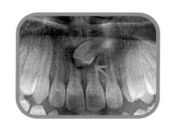

写真上の患者さんは14歳で、レントゲン写真に写っている斜めになった歯は永久歯の犬歯です。通常、犬歯は10歳頃に乳歯から永久歯に生えかわりますが、まだ乳犬歯が抜けずに残ってしまっているせいで、永久歯の犬歯が曲がってしまいました。この状態を**萌出位置異常**といいます。乳歯がなかなか抜け

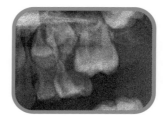

ずに残っている場合は歯科医院に行ってください。下は8歳の男の子です。乳歯に引っかかって大臼歯が生えてきません。

生えてくるのが遅いだけなのか、異常があって生えることができないのかを調べる必要があります。

おうち矯正のポイント

歯医者に行かないと治せない異常な歯並びがあります。おうち矯正では治せない先天性の異常が10％以上あることを知っておきましょう。

先天性の異常

　正常な永久歯の数は合わせて28本です。第三大臼歯（親知らず）は歯数に入れません。ところが、生まれつき永久歯が1本以上欠けている**先天性欠如歯**が10%の確率で存在します。

　歯があっても生えてこない**埋伏歯**、生まれつき歯の数が多い**過剰歯**も先天性の異常です。これらは神様のいたずらで、おうち矯正では治すことができません。

🦷 生まれつき歯の数が少ない場合

　先天性欠如歯についてもう少し説明しておきましょう。

　先天性欠如歯のほぼ半数近くが1歯のみの欠如ですが、30%は2歯欠如、残りはそれ以上の欠如です。

　乳歯が抜けたのになかなか永久歯が生えてこないのでおかしいと思って歯科医院に行き、初めて知らされます。

　小臼歯が生えてこないケースがもっとも多く、次に多いのが下あごの側切歯（2番目の前歯）の欠如です。発症率は10%ですから、1クラスに3〜4人はいる計算です。それほど珍しい症例ではありませんし、歯が足りなくても永久歯がきれいに並べばさほど問題はありません。

　7歳になっても下あご前歯の乳歯が残っているようでしたら、生まれつき次に生える永久歯がない先天性欠如の疑いがあります。歯科医院でレントゲンを撮影してもらって確認しましょう。先天性欠如がわかったら、乳歯を早期に抜歯すれば、奥にある歯が前方に移動して前歯も奥歯もきれいに並びます。

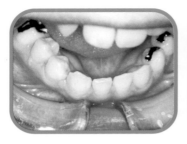
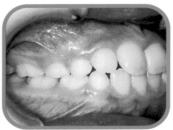

下あごの側切歯（2番目の前歯）が2本足りない先天性欠如のケースです。本人は指摘されるまで気づいていませんでした。歯が足りなくても咬み合わせは正常です。

　乳臼歯は 10 〜 11 歳頃に永久歯の小臼歯に生えかわります。もし 12 歳を過ぎても乳歯が残っている場合は、小臼歯の先天性欠如を疑って歯科医院を受診してください。このタイミングが大事です。
　12 歳頃には一番奥の第二大臼歯が生えてきます。もし欠如歯がある場合、第二大臼歯が生える前に乳歯が自然に抜けるか、歯科医院で乳歯を抜歯すれば、奥歯は自然に前方に移動してすき間が詰まり、歯はきれいに並びます。

臼歯は前方に移動する性質があるため、欠如歯によるすき間は第二大臼歯が生えるときに自然に閉じます。欠如歯の疑いがあるときは第二大臼歯が生える前に乳歯を抜いておきましょう。

🦷 生まれつき歯の数が多い場合

　欠如歯とは逆に、生まれつき歯が多いのが**過剰歯**です。
　過剰歯のほとんどは歯の形が奇形で、生えずに埋伏している場合が多いのです。主に上あごの中切歯の間に見つかります。むし歯の

治療のためにレントゲンを撮影して偶然に発見されることがほとんどです。生えてくる場合も必ず位置異常で生えてきますから、舌で触るとすぐに気づきます。慌てずに歯科医院で抜歯をしてもらってください。

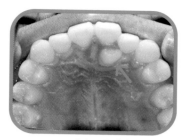

上あごに生えた過剰歯

🦷 先天性の異常は歯科医に相談しましょう

　欠如歯や過剰歯のような先天性の異常は、とくに問題がなければそのままにしておいてもかまいません。位置異常で生えてきたり、永久歯が生える邪魔をしたりする場合には治療しましょう。

　ごくまれに、歯牙腫など歯の腫瘍が過剰歯と間違えられる場合があります。心配な場合は歯科医院で調べてもらいましょう。

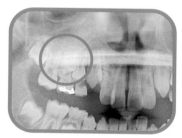

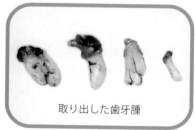

取り出した歯牙腫

歯牙腫は良性のものですが、歯の萌出を遅らせます。
おかしいと思ったときにすぐに行けるかかりつけの
歯科医院があれば安心です。

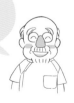

美しい顔を育てるには？

　子どもの歯並びを気にする親御さんは増えていますし、今後もその傾向が続くでしょう。というのも、容姿に与える歯並びの印象はたいへん大きいからです。とくにご自身が乱ぐい歯や出っ歯に悩んできた方は、わが子がそうならないように気を配っているようです。

　先天性の異常を除けば、**悪い歯並びのほとんどは、歯列の発育不足や、悪い習慣による歯とあごへの間違った刺激が原因**です。「こんなことで？」と思われるようなちょっとした習慣が積もり積もって歯並びに悪影響を与えるのです。

　逆を言えば、歯にとって正しい発育刺激を心がければ、本来90％以上の人は矯正治療が不要になるはずです。これを可能にするのがおうち矯正です。

　おうち矯正は子どもの成長する力を利用します。**大切なのは歯の成長に合わせた適切なタイミングで働きかけをすること**です。

　そのためには、まず歯の生える時期と子どもの成長ステージについての基本的知識を知っておきましょう。

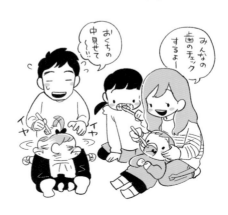

子どもの発育と歯の成長

🦷 3歳までに乳歯が生えそろいます（乳歯列期）

　平均的には生後8か月前後で下あごの前歯が生え始めます。その後、3歳前後までに20本の乳臼歯が生えそろいます。

　上下4本ずつの乳前歯が生えると**乳歯列期**に入ります。この時期は第一次成長期です。からだがどんどん成長しますので、歯列を育成するには絶好のタイミングです。

　離乳食の幅も広がり、やわらかいものならば手に持って食べることができるようになります。その分、むし歯の可能性も出てきますので、おうちの方の歯磨きが必要です。毎日子どもの口の中を観察しますのでおうちの方の歯への関心がもっとも高い時期といえます。

> 矯正治療の目的は、歯列を整えることによって、子どもの骨格が正しい大人の骨格に育つ土台をつくることです。そのためにも乳歯列期にはたくさん運動させて、からだの活性化を促しましょう。

🦷 歯の生えるペースがその子の成長のペース

　乳歯の生える時期が平均より早ければ、その子の成長はその後も早く、生える時期が遅ければ成長のペースもゆっくりであることが予想されます。からだの成長を歯の生え方で測ることができるのです。1章でご説明した**歯牙年齢**という考え方です。

　この考え方によれば、乳歯が生えたり、永久歯に生えかわったりするのは、子どものからだが次の成長ステージに入るという合図です。歯は子どもの成長状態を知る貴重な情報なのです。

子どもの成長にはそれぞれのペースがあります。身長の伸びと同じで、個人差があって当然です。早い遅いに一喜一憂することなく、わが子の成長のスタイルにじっくり向き合ってあげてください。

平均では、奥歯の第一大臼歯と下あごの前歯が6歳前後で、上あごの前歯が7歳前後で、永久歯に生えかわります。個人差があるとはいえ、平均から1年以上の差がある場合は、なんらかの異常が考えられますので、歯科医院で検査してもらってください。早期に発見すれば悪化を防ぐことができます。これもおうち矯正です。

🦷 前歯が永久歯に生えかわります（混合歯列前期）

乳歯列期が完了すると**混合歯列前期**に入ります。前歯の乳歯と永久歯が混在しているので混合歯列前期といいます。平均的には6歳前後で下あごの前歯が、7歳前後で上あごの前歯が永久歯に生えかわります。前後して奥歯（第一大臼歯）が生えてきます。**3歳から7歳までが平均的な混合歯列前期**です。

じつはこの時期には、発育上、とても大きな意味があります。

乳歯列期は子どもの第一次成長期です。下あごの前歯が抜け始めるということは第一次成長期が終了したことを意味します。つまり、からだの成長が一段落して、第二次成長期に向けてゆるやかに成長する安定期に入るというサインです。**この時期はおうち矯正を開始する絶好のチャンス**です。永久歯が生えるのに十分なスペースを用意しておくために、乳歯列期からおうち矯正を始め、時間をかけて歯列を育成しましょう。

犬歯と臼歯が永久歯に生えかわります（混合歯列後期）

　前歯がすべて永久歯に生えかわると、次は犬歯（糸切り歯）や臼歯（奥歯）が生えかわります。ここからは**混合歯列後期**に入ります。個人差はありますが、10歳前後です。これは**子どもの成長が第二次成長期に入ったというサイン**です。

　第二次成長期は子どもから大人への成長期です。子どもの体つきに急激な変化が起こり始めます。精神的にも変化が起こり、自己主張がはっきりしてきて反抗期に入り、簡単には口の中を見せてくれなくなります。

　おうち矯正にとっても、この時期は大きな転換期です。

　混合歯列後期に入ると、歯列の成長はほぼ完成してしまいます。悪い歯並びはおうち矯正では治せなくなり、歯科の処置に頼るしかなくなります。つまり、早期にできるおうち矯正のチャンスを逸してしまったのです。

　さらに12歳前後になると、12歳臼歯と呼ばれる第二大臼歯が生えてきます。28本の永久歯が生えそろって永久歯列が完成します。まだまだ子どもらしさは残っていますが、医学的には大人のからだに変化します。

　基本的には女の子は14歳頃まで、男の子はゆっくりと17歳頃まで成長が続きます。

> ヒトは生まれてから大人になるまで直線的に成長するのではなく、二度に分けて飛躍的に成長します。

おうち矯正のポイント

おうち矯正はからだの成長が安定している3歳から7歳までに始めて、第二次成長期に入るまでに完了しましょう！

🦷 第二次成長期に入る前がおうち矯正の最後のチャンス

子どもの成長と歯並びの関係を整理しておきましょう。

ヒトは幼児から子ども、大人へと成長していきますが、からだの成長に合わせて歯並びも変化していきます。医学的には、**乳歯列期（8か月ごろ～6歳）、混合歯列前期（6～10歳）、混合歯列後期（10～11歳）、永久歯列期（12歳以降）**と呼ばれています。成長には個人差がありますので、カッコ内の年齢はあくまでも目安です。

大切なのは、歯の抜けかわりを通して子どもの発育ステージを知ることです。**乳歯列期から混合歯列前期の初期まででしたら、おうち矯正は十分可能**です。

混合歯列後期に入ると骨格性の成長に移行しますから、歯列の発育は期待できなくなり、おうち矯正は難しくなります。逆に、抜歯矯正が必要な重篤なケースでは、永久歯列期になって骨格が完成すれば抜歯処置ができるようになります。

身長が伸びている間はあごも成長していることを覚えておいてください。下あごが成長するということは顔貌が変わりやすいということです。とくに反対咬合はこの時期に適切に処置しておかないと下あごの突出した顔になってしまうので要注意です。

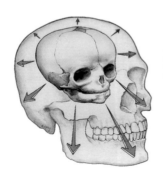

幼児から子どもの顔に、そして正しい大人の顔に成長させることがおうち矯正の目的です。正しい大人の顔に成長できない結果として歯並びも悪くなるのです。

コラム

おうち矯正を始めるタイミングを
見逃さないで

　九州のある小学校の運動会の写真です。ゼッケン番号は学年を表していて、左側に女の子、右側に男の子が並んでいます。

　1年生はちょうど第一次成長期が終わり、下あごの前歯が抜ける混合歯列前期の始まりにあたります。ここからの2〜3年間は第二次成長期に向けての準備期間です。1年生から3年生までの身長は男女ともにほぼ変化がないのが写真からもわかります。

　4年生になると急に身長が伸び始めます。女の子の方が成長の開始が早く、男の子はゆっくりと長期にわたって成長します。そのため、4年生では女の子の方が大きいのですが、6年生になると男の子が女の子の身長を超えてきます。

　この時期に入ると、残念ながらおうち矯正で歯並びを改善できるチャンスが少なくなります。歯も骨の成長の一部ですから、永久歯への生えかわりと同時に顔やからだも成長しています。歯並びだけでなく、顔全体が正しいバランスで発達することが大切です。

　第二次成長期が始まる前までにおうち矯正を終了させておくことで、健やかな成長の土台ができあがります。

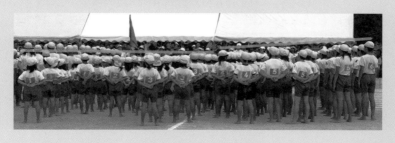

第 3 章

おうち矯正は
早ければ
早いほどいい

早めに始めることが
大切な理由

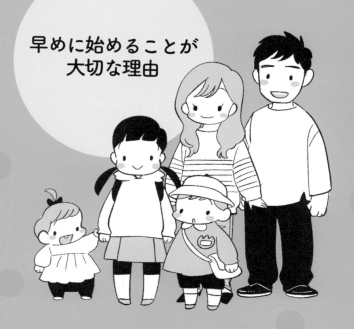

おうち矯正のしくみ

🦷 歯並びを決めるのは口の周りの筋肉バランス

　歯並びはどのように決まるのかについてご説明します。

　口は一日中さまざまな運動を繰り返す器官ですので、口の周囲には筋肉が密集しています。前歯を囲んでいる筋肉は口輪筋といって、唇とその周りを動かします。口輪筋は頬の筋肉である頬筋につながっています。これらの筋肉は口を動かすだけでなく、歯列（歯並び）に対して外側から押す力を加えています。

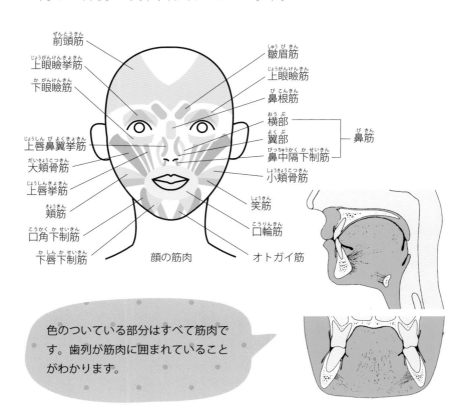

前頭筋
上眼瞼挙筋
下眼瞼筋
皺眉筋
上眼瞼筋
鼻根筋
横部
翼部 ┐鼻筋
鼻中隔下制筋
上唇鼻翼挙筋
大頬骨筋
上唇挙筋
頬筋
小頬骨筋
笑筋
口角下制筋
口輪筋
下唇下制筋
オトガイ筋
顔の筋肉

色のついている部分はすべて筋肉です。歯列が筋肉に囲まれていることがわかります。

50

　一方、口の内側でこの力に対抗するのが舌です。舌は筋肉の塊で、縦・横・垂直に走る内舌筋と、舌全体を包む外舌筋が組み合わされていることで、しゃべる、飲み込む、呼吸をするなど多様な動きに対応することができるのです。

　普段は意識していませんが、舌の筋肉は顔の筋肉から押される力に拮抗する強い力をもっていて、つねに歯列を外側に押し返しています。そして**歯列は、顔側から押す筋肉とそれを跳ね返す舌の筋肉の力がちょうどつり合っている位置に並びます**。なんらかの原因によってこのバランスが崩れると、歯並びも乱れてしまうのです。

　混合歯列前期（10歳前後まで）であれば、このバランスをうまく利用して歯並びを良くすることが可能なのです。ただし、治療にかかる期間を考慮して早めに開始する必要があります。

唇の形をつくるのも口輪筋です

　顔の筋肉のバランスが崩れると顔つきにも影響がでます。

　前歯を正しく使っていないと口輪筋の筋力が低下し、上唇と鼻の間にある人中と呼ばれる2本のスジが消失して上唇が平坦になります。上唇が山型をしているのは左右の口輪筋が押し合っているからなのです。口輪筋を訓練すれば上唇は富士山の形に回復します。

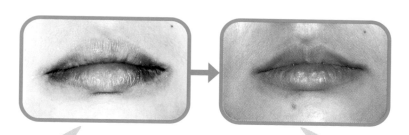

上唇も人中も平坦になっています。

口輪筋の活性化で富士山型の立体感のある上唇に変わりました。

51

日本では人中のスジを富士山の形と表現しますが、ヨーロッパでは「キューピットの弓」と呼んでいます。生命の復活を信じるキリスト教では、赤ちゃんは誰かの生まれ変わりです。生まれ変わった赤ちゃんが前世の話をしゃべらないようにと、天使が口を指で押した痕跡が人中になって生まれてくると言われています。ヨーロッパの人たちが人中の形を大切にしていることがよくわかる逸話です。

🦷 目元のたるみにも口輪筋を鍛えるのが効果的

　目元や口元が下垂するのも、口輪筋、表情筋の衰退によるものです。筋肉を正しく使う訓練をすれば、正しい位置にもどります。

　顔の変化は子どもだけではありません。年齢を重ねて頬がたるんできた、ほうれい線が目立って気になってきた、というときには、外側の筋肉と同時に舌の筋肉も鍛えることが改善への近道です。

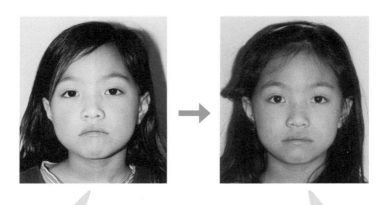

目元、口元、頬が下垂しています。

筋肉を正しく使う訓練をして改善しました。

🦷 舌の力を利用したおうち矯正

　悪い歯並びの中でもっとも数が多く、おうちの方が気にするのは叢生（乱ぐい歯）です。叢生の発症原因は歯列の発育不足です。永久歯の生えるスペースが足りないために、曲がって生えるか、重なって生えるしかなかったのです。ここまでは１章でご説明しました。

　乳歯がなかなか抜けないと、永久歯が乳歯の後ろから生えてきて叢生になってしまうこともあります。実例を見てみましょう。

　写真は、乳歯が抜けないうちに２本の永久歯が歯列の内側に生えてきてしまったケースです。このように乳歯が抜けるべき時期に抜けないことを乳歯の晩期残存といいます。

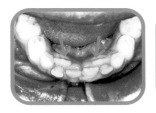

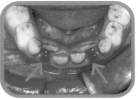

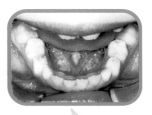

前から２番目の乳歯が抜ける前に永久歯が生えてきてしまいました。

邪魔をしている乳歯を抜歯しました。

永久歯が自然に前に出てきれいに並びました。

　手前の乳歯が永久歯の邪魔をしているので、歯科医院で抜歯しました。永久歯の前歯が前に出てきて、正しい場所に並びました。

　じつはこれを可能にしたのは舌の筋肉の働きです。舌が永久歯を前方に押し出し、同時に、唇周りの口輪筋が内側に押し返すことにより、必要以上に出たり引っ込んだりすることなく、他の歯とバランスをとって一列に並ぶのです。

乳歯の晩期残存はよくあることですので、永久歯が生えてきても乳歯が抜ける様子がなければ、できるだけ早く歯科医院に行きましょう。もちろん、乳歯の抜歯は健康保険がきく治療です。

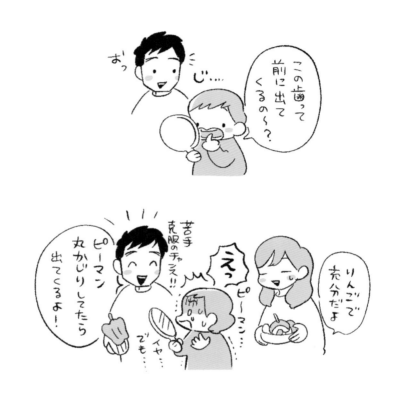

🦷 すき間があっても歯が並ばない場合

　注意しなければいけないのは、正常に乳歯が抜けてから永久歯が生えてきたのに、歯がきれいに並ばない場合です。その原因としては、舌の運動機能が低下していることが考えられます。

　舌が歯を押す力が足りないせいで歯が前に出てこないのです。これは口腔機能低下症という病気です。舌が正しく機能するようにしてあげれば歯の位置も治ります。これもおうちでできる矯正です（→75頁）。

🦷 乳歯の前歯にすき間（発育空隙）がありますか？

　前歯を叢生にさせないためにもっとも大切なのは、**乳歯の前歯にすき間（発育空隙）があることを、6歳までに確認しておくこと**です。現状では約40%の子どもは発育空隙が足りていません。

　母子健康法に基づき、各地方自治体では1歳半、3歳、5歳児に歯科検診を実施していますが、残念ながら「発育空隙の有無」をチェックする項目はありません。おうちでしっかり観察しましょう。

　わが子の乳前歯にすき間がない、またはあっても足りないと感じたら、前歯の歯列に適切な発育刺激を与えればよいのです。発育空隙が足りないことに気づいたらすぐにおうち矯正を始めましょう。

　子どもはどんどん発達しますから、開始が遅れれば遅れるほど歯列を育成できる期間は失われます。おうち矯正のできる時期は限定されているのです。

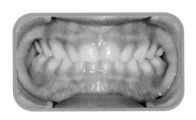

一見きれいに揃っている乳歯は悪い歯並びです。大きな永久歯が生えてくれば必ず叢生になってしまいます。

🦷 おうち矯正で発育空隙を育てましょう

　前歯に発育空隙のなかった子どもにおうち矯正をした例を見てみましょう。おうち矯正を実行してもらった結果、永久歯が前歯に生えかわっても叢生は発症しませんでした。

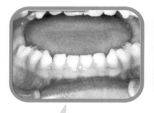 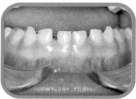 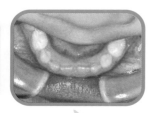

初診時、乳歯の間にすき間がありません。

おうち矯正を始めて10か月です。前歯にすき間ができました。

さらに4か月後、前歯が永久歯に生えかわり、きれいに並びました。

おうち矯正を始めて10か月たっても発育空隙ができない場合は歯科医に相談しましょう。

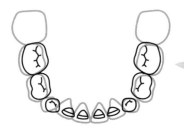

下あごの乳歯と永久歯を重ねたイラストです。
永久歯がきれいに並ぶには発育空隙が必要なことがわかります。

　前歯で噛む咬断運動をすることで、歯列は横方向に成長します。さらに、舌の力で前歯が押されることで、歯列は前方に向かっても成長します。こうして発育空隙ができるのです。唇の口輪筋は前歯

が必要以上に出ないように押さえてくれるので、歯はちょうどいい
位置に並びます。

おうち矯正のポイント

6歳までに発育空隙の有無をチェックしましょう。発育
空隙を作るためには食材にかぶりつくか、リスのように
前歯で咬む、咬断運動を促す食事を用意します（→8章）。

上あごの前歯をおうち矯正で広げたケースも見てみましょう。

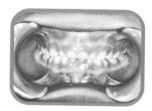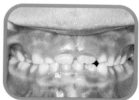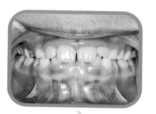

初診時、7歳3か月
です。乳歯の間にす
き間がありません。

おうち矯正を始めて
3か月です。永久歯
が生え始めています。

8歳9か月になりま
した。前歯はきれい
に並びました。

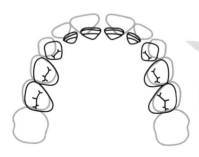

上あごの乳歯と永久歯を重ねたイラ
ストです。
舌の押す力が加わるため、下あごに
比べて歯列が前方に成長しているこ
とがわかります。

🦷 床矯正はおうち矯正の強い味方です

　おうち矯正に自信がない場合は、床矯正装置を使って機械的に歯列を拡大することもできます。入れ歯に類似した装置にスクリューやバネをとりつけて装着し、必要なスペース分だけ拡大します。予防的矯正ともいえる治療方法で、永久歯が生えてからの治療より格段に負担が少なくてすみます。

　床矯正治療が開発されたヨーロッパでは、床矯正専門の矯正医がいるほど一般的な治療です。日本では床矯正の治療が受けられない歯科医院も多いので、床矯正を希望する場合は日本床矯正研究会のHPや電話で確認してから治療を受けてください。

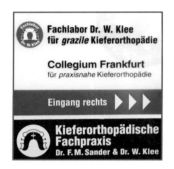

ドイツの床矯正専門の歯科医院の看板です。床矯正装置のイラストが目印になっています。

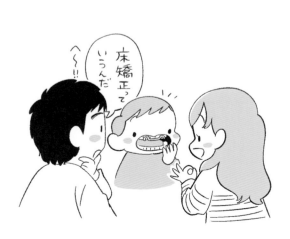

床矯正っていうんだ

へ～!!

おうち矯正が手遅れでも
床矯正治療で治せます

🦷 床矯正で前歯の叢生を治療しましょう

　現実には多くの親御さんは、子どもの永久歯が曲がって生えてきたのを見てから、慌てて歯科医院に駆け込みます。「矯正歯科」で検索して駆けつけた先が抜歯矯正専門歯科であれば、「このまま様子を見て、成人してから抜歯をしましょう」と言われてしまうでしょう。けれど、そのまま放置していいはずがありません。

　おうち矯正が手遅れでも、床矯正治療であれば早期に治すことが可能なことを知っておきましょう。

　実例を見てみましょう。混合歯列前期の患者さんです。下あごの前歯4本が永久歯に生えかわりましたが、重なっています。このうえ犬歯が永久歯にかわれば、歯並びはさらに悪くなります。治療は一刻を争います。床矯正治療で機械的に歯列を拡大して前歯の歯並びを整えました。

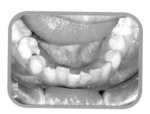 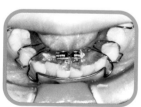

左：初診時
右：床矯正の器具
　　を着けました。

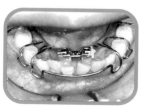 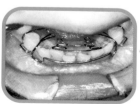

左：4か月後、歯間が
　　広がってきました。
右：引っ込んでいる歯
　　を後ろからバネで
　　押します。

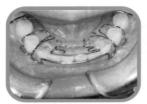
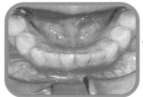

左：治療開始から7か月後、きれいに並びました。
右：器具を外して終了です。

床矯正はおうち矯正と併用できます

　もう一つ、床矯正治療の例を見てみましょう。

　7歳9か月の女の子です。下あごの前歯4本が永久歯ですが、重なって生えています。上あごの前歯2本は生える途中ですが、曲がっています。2番目の歯が入るスペースはありませんので、このままでは上あごも叢生になってしまいます。

　残念なことに、現実にはこのくらい叢生が明らかになってからの来院が多いのです。すでに混合歯列前期に入っていますので、おうち矯正だけで治すのはむずかしいですが、咬断運動で刺激を与えて歯列（歯槽骨）の発育を促すことは可能です。

　上下の前歯に発育空隙がないことは6歳以前でも見ればわかります。そのときに気づいておうち矯正をしていれば、ここまでひどくはならなかったはずです。1年9か月間の貴重な時間を失ったことが悔やまれます。

　でも諦めてはいけません。上あごはまだ発育の途中ですから、おうち矯正がぎりぎり間に合いそうです。

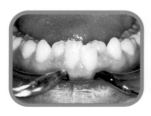
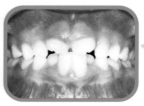

こうなる前に、6歳までに発育空隙が足りないことに気づいておうち矯正を始めましょう。

　子どもの成長は速いので、8歳以降になるとおうち矯正だけでは治療は困難と考えられます。おうち矯正は犬歯が生えかわる10歳前後までに終える必要があるからです。8歳を過ぎると歯列を育成するのに十分な時間がありません。この患者さんはもうすぐ8歳ですのでぎりぎりです。

　そこでご相談したところ、下あごの歯列は床矯正治療による拡大処置をし、上あごの歯列はおうち矯正をすることになりました。これなら治療費用も半分ですみます。

　下あごは床矯正装置で機械的に歯列を拡げてすきっ歯にし、保定装置で歯列を整え、奥歯（第二大臼歯）の噛み合わせが安定するまで管理します。

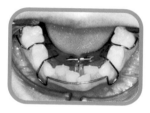 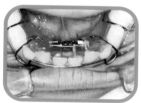

左：床矯正装置を着
　　けます。
右：15か月後、歯列
　　が拡がりました。

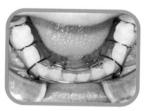 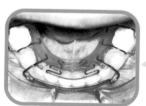

左：16か月後、歯を前
　　に押し出すために
　　バネをつけました。
右：28か月後、歯列は
　　きれいに並びました。

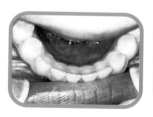 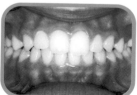

時間はかかりました
が治療は成功しまし
た。上あごはおうち
矯正だけできれいに
並びました。

叢生のおうち矯正は開始時期を見きわめることが大切です。**6歳までならば上下ともおうち矯正が可能**です。永久歯は下あごから生えかわりますので、一般的に**7歳になると下あごは手遅れであることが多いのですが、上あごだけならおうち矯正が間に合います。**

　11歳を過ぎて混合歯列後期以降になると、曲がっている前歯の横に犬歯が生えてきてしまい、歯並びはさらに悪くなります。こうなるとおうち矯正では改善することができません。

🦷 おうち矯正が間に合うケース、間に合わないケース

　永久歯の前歯が曲がって生え、真ん中が開いてしまっているケースです（正中離開）。

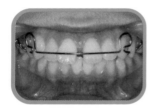

床矯正ではワイヤーを装着することで前歯が内側に移動し、正中の離開が閉じます。

　上下の前歯の中心がズレてしまっている場合には、前歯に接着性のボタンを付けてゴムで寄せる方法もあります。左右の側切歯の生えるスペースも確保できます。

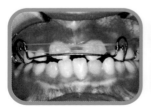 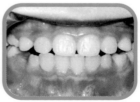 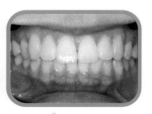

前歯の離開は、前歯でよく噛み、舌で歯を前方に押す力を正しく与えれば治せます。

奥歯が内側に向いている場合は、奥歯で噛む臼磨運動だけでも改善が見込めます。

下あごの第二大臼歯（一番奥の歯）が内側に生えてきてしまったケースです。奥歯でしっかり噛むことで、舌の力で歯が外側に押され、約1年間で正しい位置に戻ります。1年たっても改善されなければ歯科医院に行きましょう。

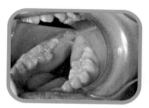 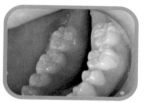

奥歯が曲がっているとき（左）にも、噛んで刺激を与えることで治せます（右）。
＊鏡に映して撮影した写真です。

上あごの第二大臼歯（一番奥の歯）が外側に生えてきてしまったケースです。すでに下あごの大臼歯と噛み合っています。こうなってしまうと、もうおうち矯正はできません。つまり手遅れです。床矯正の装置を着けてスプリングで押して治しました。おうち矯正が手遅れの場合でも床矯正治療ならば治せます。

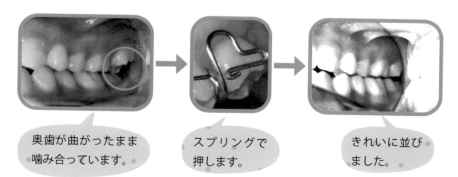

奥歯が曲がったまま噛み合っています。

スプリングで押します。

きれいに並びました。

女の子として産まれる
男の子もいます

　ヒトは直線的に成長するのではなく二度に分かれて成長しますが、その度合いには個人差があります。

　こんな実例もあります。

　人間の遺伝子は女性が基本です。女性の性染色体は XX で、男性は XY です。Y は女性を男性のからだに変化させる遺伝子です。

　Y 遺伝子は胎児を男性化させるのですが、なんらかの理由でホルモンの分泌量が足りずに活性化しない場合、男性の特徴ができずに女性の形態のまま出産に至ることがあります。外見上は女性ですから、女子として育てられます。

　ところが、側方歯群が生えかわるころ、つまり第二次成長期に入ると Y 染色体が活性化して男性のからだに変化していきます。本人も周囲もビックリするでしょう。

　テレビを見ていたら、男性のコメンテーターが「じつは私は子どものころは女子だったんです」と告白していました。筆者の娘の友達も、思春期になって女子から男子になりました。神様のいたずらのような現象ですが、特殊なことではありません。

　特異的な地域現象として、中南米のコスタリカのある村では約 50 人に 1 人の割合で女性から男性に変化すると報告されています。

第 4 章

正しく咬んで
歯並びを
育てる

前歯で咬み、
舌の正しい位置を
習慣にすることが
大切です

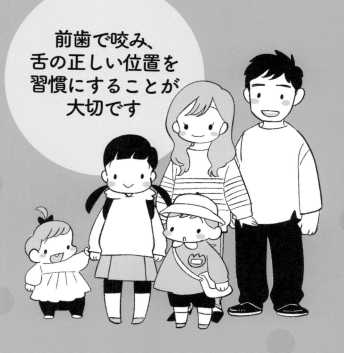

正しく咬めば
歯並びは改善します

🦷 歯の生える方向を決めているのは歯根膜

　ここまでたびたび、前歯で咬めば叢生が治るとお話ししてきました。重なって生えてきた前歯の永久歯が、なぜ咬むだけでまっすぐになるのでしょうか。

　ふだん私たちに見えている歯は、硬いエナメル質に覆われた**歯冠**という部分で、むし歯から歯を守ってくれています。歯が生える方向を決めているのは歯冠の奥にある歯の根、**歯根**です。セメント質に覆われた歯根は**歯根膜**という繊維に包まれていて、歯を支える歯槽骨につながり、さらに基底骨という硬いあごの骨に固定されています。

　前歯の歯冠が曲がって見えるのは歯根が曲がっているからで、実際に歯根の生える方向を決めているのは歯根膜です。歯根膜の厚さは 0.15 ～ 0.38 ミリ、平均でも 0.2 ミリしかありません。その薄い歯根膜が四方八方から歯根を網状に取り巻いて歯槽骨に固定しています。歯根膜に間違った方向から力を加え続けると歯が曲がってしまいます。また、歯の生えるスペースがなければ歯根膜は歯根が曲がった状態のまま固定するしかありません。

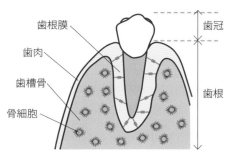

🦷 歯並びを治すにはバイオセラピーが最適

　歯をまっすぐにするには、歯根膜に対して垂直に力を加える必要があります。そのためには前歯で咬むことが必要です。まっすぐ咬

めば、歯根膜は勝手に歯を正しい位置に修正してくれます。

　この方法はからだの摂理に基づいていますし、なんといっても安上がりです。必要なのは**前歯で垂直に咬むこと**だけ。そのためには**大きめの食材を用意してかぶりつけばいい**のです。このことさえ知っていれば矯正歯科に通う必要はないはずです。

　自分自身が本来もっている力をうまく活かして健康になることをバイオセラピーといいます。バイオセラピーの機能（ファンクション）を利用して歯並びを治すこの方法を、筆者は**バイオセラピーファンクション**と名付けました。

🦷 前歯で咬むとはどういうことでしょうか

　バイオセラピーファンクションを実行する前に、「ちゃんと前歯で咬む」とはどういうことかを知っておきましょう。

　私たちはふだん、食べ物を口に入れ、細かく噛んで（咀嚼）、飲み込む、この一連の過程にあまり注意を向けていません。なぜならほとんど無意識のうちにできてしまうからです。

　「そんなことはない、自分はちゃんと30回噛んでからのみ込んでいる」とおっしゃるかもしれません。けれど、その「30回噛む」ことはどこの歯でおこなっているでしょうか。おそらく、ほとんどの方は「奥歯で噛む」とお答えになるのではないでしょうか。

　じつは咀嚼とは3つの運動の総体です。まず、大きな食材を口に入れるための前歯で咬み切る咬断運動。次が小臼歯で硬い食材をつぶす破砕運動。そして最後が、大臼歯で食材を細かくする臼磨運動です。かみ方の違いは食べ物の形状や硬さによって

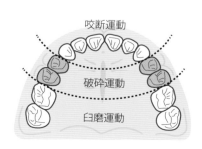

咬断運動

破砕運動

臼磨運動

変わり、三つの運動を組み合わせます。そのそれぞれに最適なかみ方ができるように、歯の形も前歯、小臼歯、大臼歯と形状が異なっているのです。

🦷「咬む」と「噛む」を使い分けましょう

いかがでしょうか。ふだん「噛む」ことは意識しても「咬む」ことにはあまり意識が向いていないことにお気づきかと思います。

日本人は言葉にたいして繊細な民族ですから、同じ「かむ」という行為でも、大きなものを咬み切る場合は「**咬む**」を使い、細かくすりつぶす場合は「**噛む**」と表現します。筆者が「前歯でかむ」ことを「咬む」と表記しているのも、両者の違いを意識していただきたいからです。

食事はたんなる栄養摂取の行為ではありません。野菜を丸ごと食べるには「咬む」と「噛む」の両方が必要ですが、野菜ジュースは「飲む」だけで「咬む」も「噛む」も不要です。栄養学的には同じでも、おうち矯正の観点からは大違いなのです。

歯は食材を咀嚼するだけでなく、同時にからだのさまざまな部位に刺激を伝えています。歯列をつくる**歯槽骨に発育刺激が加わることで歯列が育成され、永久歯が正しく並ぶための歯列が発達して、発育空隙ができる**のです。発育途上の子どもにとって前歯で咬むことは、歯槽骨を発育させるためにも不可欠です。

おうち矯正のポイント

歯根膜に刺激が伝わるように前歯で咬むことで、歯はまっすぐに並びます。

おうち矯正のカギは歯根膜にあり

🦷 歯の構造を知っておきましょう

歯は歯ぐきから見える歯冠の部分と、歯ぐきに埋まって見えない歯根の部分に分かれます。歯根は歯根膜というスジによって支えられて歯槽骨とつながっています。エナメル質で覆われた歯冠部と歯根部の比は１：２で歯根部の方が長く、上あごの前歯の歯根は鼻の下までの長さがあります。ですから歯根が少しでも曲がると歯冠部は２倍以上の影響を受けてしまいます。

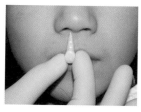 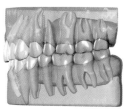

上あごの前歯の根っこの長さは鼻の下まであります。

🦷 歯根膜は咀嚼のコントロールセンター

私たちがさまざまな食材を口に入れて歯でかむと、その刺激が歯冠から歯根を通じて歯根膜に伝わります。歯根膜は食材についての情報（硬い、やわらかい、大きい、細かいなど）を受け取ると、その情報に応じて反射的にかむ力、かむ方向、下あごの位置（上あごは動きません）などを口や舌の筋肉に伝え、食材に適したかみ方やあごの位置を指示します。

かんだときに痛みを感じれば、歯根膜が瞬時にかむ動作を止めさせます。大臼歯の歯根膜は200キロの力に耐えられる構造になっています。私たちはふだん無意識に咀嚼していますが、食べ物の歯

ごたえや食感を楽しむことができるのは歯根膜のおかげなのです。

　肉とご飯・野菜ではかみ方も変わります。やわらかい煮物と硬い揚げ物、大きいものを丸かじりするときと細かく切った食材では、下あごの位置も変化させる必要があります。歯根膜がそのつど咀嚼に最適な筋肉の動きをコントロールしているのです。

　歯根膜のこのような反射機構を専門用語では咬筋歯根膜反射といいます。専門用語を覚える必要はありませんが、歯根膜の重要性はぜひ覚えておいてください。

🦷 歯根膜はおうち矯正の強い味方

　もうおわかりでしょう。おうち矯正では、この歯根膜に働きかけて歯の向きを変えさせ、歯列を発達させるのです。

　歯根膜の働きを実感するためにちょっとした実験をしてみましょ

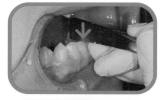

う。前歯の間に指を入れて、歯ぐきに向かって（歯冠に対して垂直方向に）歯を押してみましょう（写真上）。押された感じはするものの、歯ぐきはビクともしないと思います。歯根は先がとがった砲弾型をしていて、咬む力を歯根膜に分散させるからです。

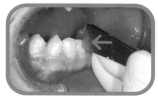

　次に歯冠に指を当てて、口の奥に向かって水平方向に押してみましょう（写真下）。先ほどよりも不快な感じがするはずです。水平に押すと垂直に押す力の 30 〜 60 倍の力が歯根膜に加わるからです。

　前歯の機能は縦に動いて咬む咬断運動に特化していますので、横から加わる力に対しては弱いのです。横から強い力が加わると歯根膜は異常を察知して、歯が一か所からダメージを受けないように力

を分散しようとします。その結果、歯根膜が移動して歯を動かすのです。おうち矯正はこの原理を利用します。

🦷 なぜ歯が動くのでしょうか

歯根膜が歯を動かす仕組みをもう少し詳しく説明しましょう。

歯を支える歯根膜は歯根と歯槽骨の間にあり、つねに一定の厚みを保っています。歯根膜に持続的な刺激が加わると、歯根膜は刺激を受けた部分が薄くならないように厚みを変えようとします。その結果、歯が動くのです。

曲がって生えた歯を正常な位置に戻すには、持続的な外力を歯根に加える必要があります。外力に押された側（圧迫側）の歯根膜は圧迫されて薄くなります。そこで元の約0.2ミリの厚みに戻すために歯根膜内の細胞（破骨細胞）が歯槽骨の表面を吸収して歯根膜へと変化させます。一方、引っ張られた反対側（牽引側）の歯根膜は広がってしまいますので、元の厚さに戻すために、引っ張られた部分の歯根膜の一部が造骨細胞となって歯槽骨に変化します。

このように持続的な刺激が加わり、歯根膜が変化を繰り返すことで、歯はわずかずつですが移動します。歯根膜の厚みは平均でも約0.2ミリですから、あまり強い力を加えすぎて歯根膜の厚みが半分以下になってしまうと血流が圧迫されてしまい、破骨細胞と造骨細胞による正常な歯槽骨の変化は起こりません。

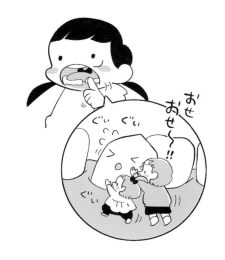

床矯正では器具を使って機械的に力を与えますが、おうち矯正では前歯で咬むことで歯根膜に働きかけます。

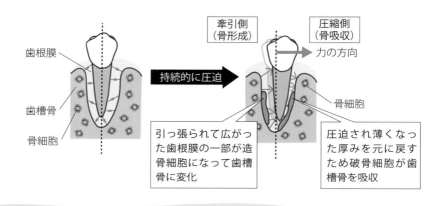

最近増えているマウスピース矯正も同じ原理ですが、必要以上に歯を移動すると歯根膜が圧迫されて痛みを感じることがあります。痛いということは、からだが治療を拒否しているということです。痛みをがまんして歯根膜を圧迫し続けると歯根膜からの栄養補給が止まってしまいます。他にも、マウスピース矯正は治せる歯並びが限定されている、歯列が押し下げられることもあるなど、気をつけるべき点があります。

🦷 前歯で咬むだけで本当に歯は動くのでしょうか

　前歯を正しい位置に移動させるためには、食事の際に前歯でしっかり咬むことが必要です。軽く咬むのではなく、**歯根膜に咬む力が伝わるようにしっかり咬みましょう**。曲がっている歯は歯根膜も曲がっていますから、垂直に咬んだときにもわずかに水平方向の力が加わります。その不快な刺激が歯根膜に伝わると歯根膜が活性化して、曲がった歯を正しい位置に修正しようと働き始めるのです。変化はわずかずつですが、正しい刺激を与え続ければ歯列は正常な位

置まで改善します。

　咬断運動で矯正をした実例を見てみましょう。

　８歳３か月の男の子です。上あごの前歯２本の永久歯が生えてきましたが曲がっています。このままでは２番目の側切歯の生えるスペースもありません。歯が外側に向いている問題（歯軸の傾斜）に加え、叢生の問題があるケースです。前歯で咬む食材をおうちで与えてもらい、咬断運動をするおうち矯正で改善しました。

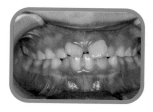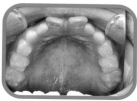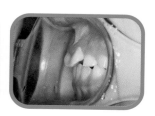

初診時、前歯２本の向きが曲がってしまっています。
残りの乳歯には発育空隙がありません。

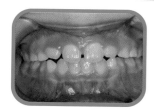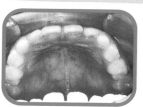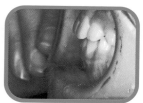

おうち矯正を始めて１年たちました。
前歯がまっすぐになり、発育空隙ができています。

🦷 前歯で咬むことで咬み合わせが良くなります

　前歯は本来、上あごの前歯が下あごの前歯を２ミリ覆っているのが正常な咬み合わせです。この写真の子どもは前歯の咬み合わせが浅いケースです。このような場合も、意識的に咬断運動を続けることで歯根膜が刺激されて咬み合わせが深くなります。

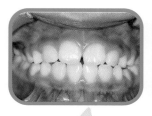
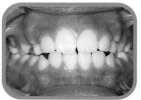
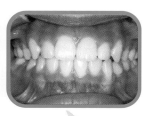

初診時。上あごの前歯が離開し、上下のあごが咬み合っていません。

おうち矯正を始めて1年6か月後。

おうち矯正を始めて2年6か月後、正常に咬み合いました。

前歯で咬むことで歯の形も良くなります

　上あごの前中央の歯（中切歯）の幅（歯冠幅）と長さ（歯冠長）の比を見ると、咬断運動ができているかどうかわかります。正常な前歯の長さと幅の比は約10：7です。歯冠の長さには個人差もあり、生え始めの頃は幅の方が大きいのですが、いつまで経っても歯冠長が短いのは歯が正しく発育していないからです。咬断運動をすることで歯根膜が活性化し、歯の長さと幅のバランスも良くなります。

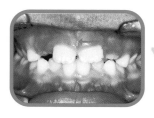

初診時。側切歯（2番目の前歯）が生えてきていますが中切歯（1番目の前歯）の伸びがよくありません。下あごの叢生もあります。

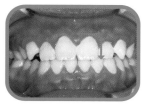

3年8か月後、おうち矯正できれいな歯並びになりました。

舌の位置の重要性を理解しましょう

🦷 上あごの骨は 10 歳まで発育します

　歯根膜のバイオセラピーファンクションについてご理解いただいたと思います。歯列を発育させるおうち矯正の原理です。お口の健康について重要な知識をもう少し紹介しましょう。

　あごは歯槽骨と基底骨という 2 種類の骨からできています。歯を支える歯槽骨は硬い基底骨につながっています。基底骨はほとんど変化をしませんが、歯槽骨は咬む刺激によってつねに変化します。

　また基底骨は、下あごと上あごで発育時期がまったく違います。下あごの骨は手足の骨と同様に、1 本の硬い骨でできています（長管骨）。一方、上あごの骨は重量を軽くする必要があり、また内側に鼻の管が通っているために薄く、口蓋骨という複数の薄い骨（偏平骨）が寄せ木細工のように組み合わさっています。

　下あごの基底骨は 1 歳のときにほぼ原型が決まってしまいます。一方、上あごはいくつかの骨が組み合わさっているため、その縫合部はほぼ 10 歳頃まで大きく変化を続け、その後も 30 歳頃まで緩やかに成長を続けます。

　上あごは舌によって押されることで刺激を受けて成長します。**上あごが正しく成長するためには、舌がいつも上あごに接している必要がある**のです。成長が著しい第一次成長期から第二次成長期を迎える 10 歳頃までに、舌がいつも上あごについている習慣を身につけさせて、口腔内の空間を拡げておくことが大切です。

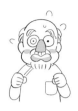

歯を支える歯槽骨は歯を抜いたまま放置すると吸収されてしまい、やがてなくなってしまいます。

🦷 口を閉じるリップシールが矯正の基本です

お子さんの口がいつもわずかに開いていませんか？　口がポカンと開いている**ポカン口は歯並びにとって最悪な習慣**ですのですぐにやめさせましょう。

ポカン口の子どもの舌は上あごに接しておらず、舌が落ちて低い状態（低位舌）になっています。そのせいで上あごに対する発育刺激が減り、十分な発育ができずに口の中が狭くなってしまいます。その結果、上あごの前歯に発育空隙ができず、叢生や出っ歯の要因になってしまうのです。

ポカン口の子どもは鼻呼吸もできていません。できるだけ早いうちにやめさせましょう。いつも口を閉じている状態を矯正治療では**リップシール**といい、正しい歯列をつくり、維持するためにたいへん重要な条件です。

🦷 舌が正しく働くか調べてみましょう

舌は生まれて３日目の赤ちゃんでも上あごにピッタリとついています。この状態を維持することが正しい歯並びにつながります。

口を開けたまま、舌を上あごにつけられるかを調べてみましょう。舌が上あごにピッタリつかず、舌の先（舌尖）だけしかつかない子どもは舌の機能が低下しています。舌を上あごにつけられるように訓練しましょう。どうしてもできない場合は後ほど紹介するトレー

ニング器「あげろーくん」で舌を上げ、舌圧を高める訓練をしましょう（→131頁）。

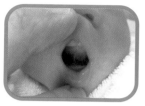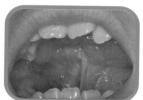

赤ちゃんの頃（左）と同じように舌を上あご全体につけられるかを調べます（右）。

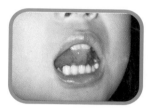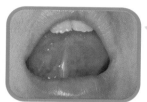

左：舌先しか上あごについていません。舌圧が低いからです。
右：舌のトレーニングをすると正常になります。

　舌が下がっている子どもは舌の形を見ればわかります。舌圧が低くて低位舌になり、舌が下あごの歯列を押してしまうために、舌の縁が歯列の形に凹んでギザギザになっています（下左）。

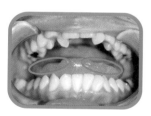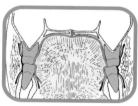

低位舌の舌は下あごの歯列に当たっています。歯に押されて舌の縁が変形しています。

🦷 舌の位置が低いとさまざまな弊害が出てきます

　本来、舌はいつも軽く上あごの前歯に当たっています。ところが低位舌になってしまうと、舌が当たっている場所によって歯並びに乱れが生じます。下あごの前歯を押していれば受け口の原因になりますし、上下の歯の間を押していると出っ歯になったり、上下の歯が合わずに口が閉じられない開咬になってしまいます。

そのまま混合歯列後期を迎えてしまうと骨格性に移行し、大がかりな外科手術が必要になることもあります。

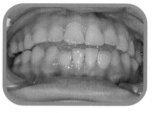

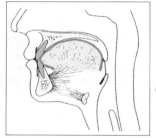

低位舌になると舌が歯の裏側を押してしまい、出っ歯や受け口、開咬の原因になります。

歯の間に舌が挟まって開咬になっています。

舌圧は 20 キロ以上必要です。検査をして、具体的な数値を知ることです。精密な舌圧計は高額なので、歯科医院でも測定できないのが現状です。舌圧を簡単に測定できる「たんたんめーたー」という装置がオーラルアカデミーで購入できます。

 オーラルアカデミー
たんたんめーたー

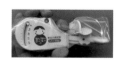 たんたんめーたー

舌圧と舌の位置は歯並びだけではなく、からだの機能にも大きく影響します。低位舌になると舌骨が下がります。舌骨は特殊な骨で、からだのどの部分の骨ともつながっていません。舌骨の上に付いている筋肉（舌骨上筋群）は下あごや舌につながっていて、舌骨を上方向に動かします。舌骨の下に付いている筋肉（舌骨下筋群）は鎖骨や胸骨につながっていて、舌骨を下方向に動かします。舌骨はこのように上下の筋肉に挟まれていることで自由に動ける反面、不安定でもあります。

舌骨は舌だけでなく、鎖骨から伸びる筋肉で下あごや咽頭にも固

定されています。そのため、舌骨の位置に変化が起こると下あごや首の頸椎（けいつい）まで変化させてしまいます。舌骨を正しい位置に保つことは、あごや姿勢を安定させるためにも大切なのです。

🦷 舌の機能の大切さは漢字にも表現されています

漢字はこうした舌の機能をうまく表現しています。活力、活動、活気、活発など「活」の字に「舌」が使われています。舌に「氵」偏がついているのは勢いよく気が流れてからだを元気にする様子を示しています。舌が正しい位置になく暴れた姿勢を示す「乱」の字は、反乱、狂乱など心身の乱れや不安を感じさせる言葉に使われます。

「話」という漢字は「言」と「舌」という字が合わさっています。舌は食べ物を味わうと同時に会話にも使われます。家族で食卓を囲み、語らい、楽しむ時間をもたらしてくれるのです。「憩」という字も自ら舌で味わいながら心を和やかにすることが心にゆとりを持たせるという意味です。舌は人が生きるのに不可欠な器官なのです。

舌を正しい位置に保ち、活性化させることが、心身を元気にしてくれることを昔の人は知っていたのでしょう。

🦷 ポカン口は健康を妨げます

朝起きたときにのどがカラカラになっていることはありませんか？ 朝起きるとのどが渇いている、のどが痛い、扁桃腺がよく腫れる、鼻がつまりやすいなどは口呼吸の弊害で、ポカン口の子どもに見られやすい症状ですので気をつけてください。ポカン口は口唇（こうしん）閉鎖不全症（へいさふぜんしょう）というれっきとした病気なのです。

呼吸は鼻から吸うのが基本です。鼻から吸うことで空中に浮遊する雑菌やウィルスが鼻粘膜の繊毛（せんもう）や粘液に吸着されて、からだに侵入することを防ぎます。

ポカン口の子どもは口呼吸をしていますから、空中のウィルスがのどから直接肺に入ってしまい、風邪などのウィルス性の病気にかかりやすくなります。口の中が乾いて雑菌が繁殖し、唾液による自浄作用が減少してむし歯になりやすくなるほか、歯周病や口臭の原因にもなります。

　また、口呼吸では鼻の臭覚細胞が刺激されません。食べ物や花などの匂いがわからなくなったり、匂いに鈍感になったりします。

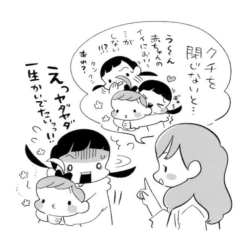

🦷 北欧にポカン口の子どもがいない理由

　北欧にポカン口の子どもはいません。北欧の冬はとても寒く、気温は－20℃から－30℃です。冷たく乾燥した空気がそのまま肺に送り込まれれば、肺炎を起こしたり、肺の機能が低下してしまいます。鼻呼吸をすることで冷たい外気が鼻粘膜で温められ、さらにのどで温められて30℃ほどになってから肺に届くのです。

　鼻呼吸は湿度も調整しています。1日に約300cc以上の水分が鼻腔で吸収され、乾燥した外気に湿度を加えていることで、肺に負担のかからない空気を送りこんでいるのです。

　鼻呼吸には脳を冷却する役割もあります。脳は呼吸した酸素の30％以上を消費する活動量の多い器官です。鼻腔が脳の骨に直接接しているのは、脳がオーバーヒートしないように脳内の温度を下げるためです。口呼吸ではそれができません。

🦷 ポカン口の子どもは下あごに印がついています

　おうちの方の前では口を閉じているのに、一人になったとたん気が緩んでポカン口に戻ってしまう子どももいます。とくにコロナ禍で外ではマスクをしているため、呼吸が苦しくて口を開きがちです。このような隠れポカン口を発見する方法があります。

　ポカン口の子どもは下唇の筋肉が弱くなっているため、口を閉じるときに唇の代わりに下あごの先端にあるオトガイ筋という表情筋を使っています。そのためオトガイ筋に過度な負担がかかって緊張状態になり、**梅干し状のシワ**ができてしまうのです。

　下唇と口輪筋の力を鍛えて口を閉じられるようになれば、このシワも自然に消えてしまいます。

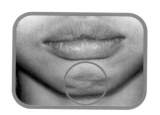

あごの下に梅干しのようなシワがあればポカン口の印です。

おうち矯正のポイント

　口をいつも閉じて鼻呼吸をすることで舌の位置が正しくなり、上あごの歯列が発達します。
ポカン口は百害あって一利なしです。

ポカン口を
やめさせる方法

🦷 鼻呼吸ができない原因を取り除きましょう

　ではどうやってポカン口をやめさせればいいのでしょうか。

　まず鼻呼吸ができない原因を取り除きましょう。アデノイドや扁桃肥大があれば耳鼻科へ行きましょう。

　扁桃腺もアデノイドもリンパ組織で、5歳前後で最大になり、その後10歳ごろまでには小さくなります。アデノイドは鼻の奥にあるので直接見ることはできませんが、扁桃腺の肥大はのどの奥を見ればわかります。

　口呼吸をすることでアデノイドが肥大し、顔全体がたるんでしまった顔をアデノイド顔貌といいます。アデノイド顔貌の特徴は突き出た唇と下あごの後退です。あごの輪郭が消えてしまい、太っていなくても二重あごのように見えがちです。

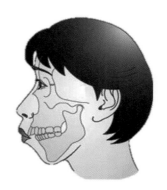

　アレルギー性鼻炎などによる鼻づまりならば鼻うがいも効果があります（→129頁）。

🦷 美人になりたければ口を閉じましょう

　単なる癖で口を閉じられない子どもには、筆者がいつも見せている写真があります。「口を開いているとこんな顔になるけどいいの？」と言って警鐘を与えます。ポカン口はなかなかやめられません。そこで、いい顔になりたいという子どもの気持ちに直接訴えかけるのです。

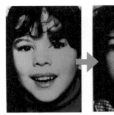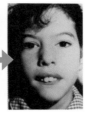

写真1

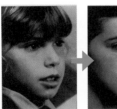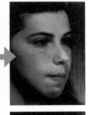

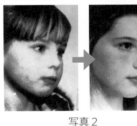

写真2

＊英国の床矯正専門医の Dr.Mew
の写真集から許可をいただいて掲
載しています。

【写真１】

左：６歳の女の子です。

右：９歳になりました。ポカン口だっ
たので印象が変わってしまいました。

【写真２】

上段：サマンサ（左：８歳、右：15歳）

下段：ケリー（左：７歳、右：11歳）

　１歳違いの姉妹です。子どものとき
の目鼻立ちは似ています。姉のサマン
サには「口を閉じて」と注意しました
が、口を閉じられませんでした。妹の
ケリーはいつも口を閉じていました。
成長した二人の顔はまったく違ってし
まいました。サマンサのあごには梅干
し状のしわが見えています。

　口を閉じているかいないかで顔の印
象は変わってしまいます。

🦷 リマインドシールを使ってやめさせましょう

　イラストはリマインドシールです。反抗期の
子どもを何度も叱ったり、注意したりするのは
逆効果です。こんなときはリマインドシールを
使いましょう。目につきやすいところに貼って
おいて、ポカン口に気づいたら黙ってリマイン
ドシールを指さします（→ 128 頁）。

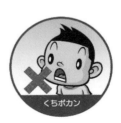

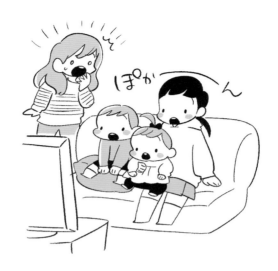

子どもたちがゲームやテレビに熱中しているときは無意識に口が開きがちになるので注意してください。一時の娯楽のために大きな代償を払うようになっては子どもが気の毒です。

🦷 発音と歯並びの関係にも注意しましょう

　舌の発達についてもう一つ覚えておいていただきたいのが発音の機能です。**明瞭な発音のためには舌が滑らかに動くことと同時に、舌が自由に動けるだけの口腔の広さが必要**です。

　日本語は子音と母音の組み合わせでできています。子音の発声後に舌をすばやく母音の位置に動かす必要があります。「カタナ」と言ってみてください。「カ」も「タ」も「ナ」も、舌が一瞬上あごについた後に「ア」の発音の位置に移っているはずです。舌を瞬時に的確な場所に移動するためには、舌の動きだけではなく、口の中の広さも大切です。

　子音＋母音の中でもっとも発音しやすい音は「マ」です。舌を使わずに唇の開閉だけですむからです。幼児が一番初めにしゃべる言葉が「ママ」なのはそのためです。逆に、もっとも発音しにくいのがラ行です。ラ行は舌を強く上あごにつける必要があるので発音しにくいのです。

　英語などの外国語には子音だけの発音を含む単語が多くあります。日本人がこうした外国語の発音に苦労するのは、日本語とは発音の仕方が違うからです。外国語の習得にも口の広さや舌の動きは大きく影響します。

🦷 過蓋咬合は発音障害の原因になります

　過蓋咬合は、咬み合わせが深すぎるために上の前歯が下の前歯に完全にかぶさって見えなくしてしまうような悪い歯並びです。

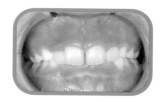

　過蓋咬合の原因も低位舌にあります。舌が上あごについていなかったために上あごが拡がらず、さらに咬む力が足りなかったために上あごの歯列を育成できなかった結果です。発育不足のため口の中が狭く、発音するのに十分なボリュームがありません。必然的に**過蓋咬合の子どもは発音障害を起こしています**。

　子どものしゃべり方が気になる場合は、前歯の咬み合わせと、舌が正しい位置にあるかどうか（舌の姿勢位）を注意してください。

　放っておくと言葉が出にくいと友達に笑われることや、自分の気持ちをうまく表現できないことから感情的にイライラして、言葉より先に手が出るようになってしまいます。ポカン口を放置したことで子どもの性格まで変わってしまいます。

🦷 ガムを使って舌の動きと機能を確かめましょう

　ポカン口ではなく、一見ちゃんと口を閉じている子どもでも、舌がいつも上あごについているか、正しく機能しているかは外見だけではわかりません。口を閉じているときの舌の位置を「舌の姿勢位」もしくは「舌のポスチャー」といいます。正常な舌の姿勢位は、口を閉じているときに上あご全体に舌が軽く接触している状態です。

　舌の姿勢位が悪いと舌の動きが不安定になり、いわゆる「舌が暴れる」状態になります。また、口が狭い場合も舌は正しく機能できません。その結果、上下の前歯が閉じられない開口など、いろいろな悪い歯並びの原因になります。

　ガムを使って舌の姿勢位を確認してみましょう。使用するガムは上あごにつきやすいクロレッツかフィッツがおすすめです。フィッツは少し柔らかいのが難点です。クロレッツは子どもには味が辛いので、一度口をすすがせた方がいいでしょう。

　子どもにガムを噛ませ、舌の上で丸めたガム塊をつくらせます。この段階でガムを丸くできない子どもは、噛んだ食材を舌の上にのせたときも一つにまとめられないので、食事の際も口からボロボロこぼすなどの咀嚼障害や嚥下障害を起こしているはずです。

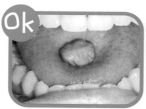 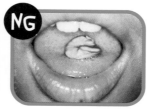

　次に、丸めたガム塊を舌の上にのせたまま、上あごにギューッと押し付けてもらいます。押し付ける舌の位置や力によってガム塊はいろいろな形になります。

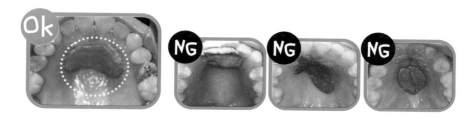

　さらに唾液を 3 回飲み込んでもらってから、ガム塊の厚みと位置を観察します。**ガム塊の厚みは舌圧を、形や位置は舌の動きを表します**。ガム塊の形にも注意しましょう。

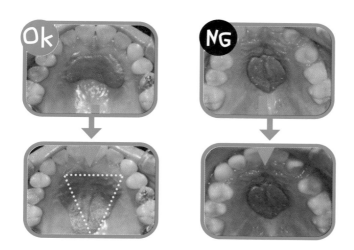

　舌は口の中の食べ物をのどに送り込む役割をしています。ガム塊を前方に押し出している場合はその機能がうまく働いていない証拠です。ふだんから上あごの前歯を前方に押して歯に悪い影響を与えている可能性があります。

　ガム塊が右の写真のように歯の裏側についていたら「舌が暴れている」状態です。

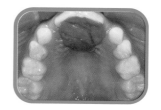

🦷 舌圧が低いと誤嚥性肺炎のリスクにつながります

　この検査で悪い結果が出た場合は、どこかに悪い習慣があるということです。お子さんと一緒に悪い習慣を見つけて、治す努力をしてあげてください。

　ガムを薄くできないのは舌圧が低いことが原因です。薄くできるように練習してみましょう。ガム塊が薄くなり、上あごの真上からのどに向かって張り付くようになれば訓練は成功です。

　おうちで練習してもなかなかうまくいかない場合は「あげろーくん」という専用の器具を使うと便利です（→ 131 頁）。

　舌圧が低下したままだと正しい嚥下（食塊を飲み込むこと）ができず、誤嚥を起こしてしまいます。悲しいことに、ブドウなどをのどに詰まらせて亡くなる子どもが毎年います。2022 年の節分にあたって消費者庁は、5 歳以下の子どもには豆を与えないように勧告しました。例年、豆を誤飲して窒息死する事故が多いからです。子どもは硬い豆をうまく噛めず、丸呑みしようとするため誤嚥しやすいのです。

　舌圧が低いまま成長して老人になると、食事をうまく飲み込めなくなり、誤嚥性肺炎を発症しやすくなります。誤嚥性肺炎は死亡原因の第 3 位です。子どもの頃から舌の機能を鍛えて正しく維持することが老後にまで影響するのです。

おうち矯正のポイント

　　口を閉じていても舌の位置が低いと歯がきれいに並びません。誤嚥のリスクを防ぐためにも適切な訓練をしましょう。

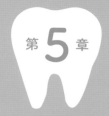

第 5 章

出っ歯に
させないために

とくに下あごを
後退させる
悪い癖に注意

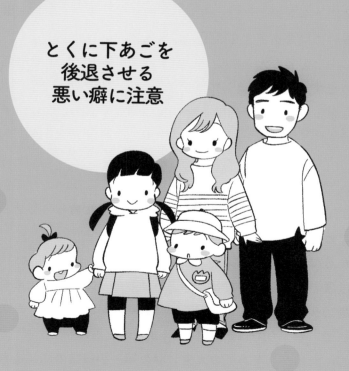

出っ歯になる原因とは

🦷 出っ歯にはいろいろな原因があります

　叢生（八重歯）に次いで気にする方の多い歯並びのトラブルは上顎前突、いわゆる**出っ歯**です。悪い歯並び全体の 13% です。

　出っ歯のうち、文字どおり上あごの歯が出ているケースはわずか 7% にすぎません。実際には 45% の出っ歯は下あご（下顎体）が引っ込んでいるために相対的に上あごの前歯が出て見えるのです。

　その他にも叢生が原因の出っ歯や、前章で紹介した「暴れ舌」の悪習慣により下あごが引っ込んで前歯が出たケースなど、**出っ歯に見えるのにはさまざまな原因があります。**

　出っ歯は容姿を大きく変えてしまいますので気にする親御さんも多いのですが、原因によって予防法や矯正治療の方法も異なります。治すことよりも、なぜ発症したのかという原因を見つけだすことが先決です。

🦷 子どもの噛み合わせが正常か調べましょう

　まず知っておいていただきたいのが、正常な噛み合わせと正しい下あごの位置についてです。

　奥から二番目の歯を第一大臼歯といい、もっとも大きい歯です。上下の歯を噛み合わせたとき、下あごの第一大臼歯が上あごの第一大臼歯の少し前にあるのが正常な噛み合わせです。奥歯は見えにくいので、おうちでは犬歯（糸切り歯）の位置で判断してください。**上あごの犬歯が、下あごの犬歯と隣の第一小臼歯の間にあれば正常**と考えられます。これは乳歯でも永久歯でも同じです。

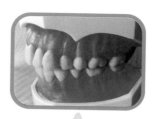

この正常な噛み合わせを専門用語でアングル１級といいます。アングルは19世紀末にアメリカで矯正歯科の理論を発表した歯科医です。アングルの噛み合わせの分類法は現在でも使われています。ちなみにアングルも抜歯による矯正治療は推奨していませんでした。

これが正常な奥歯の噛み合わせです

アングルの治療法は当時のアメリカ矯正学界では否定されました。その理由は、アングルが正常な咬合として提示したアングル１級の頭蓋骨が黒人のものだったからです。当時は人種差別が激しい時代でしたから、「白人の噛み合わせを黒人の噛み合わせに矯正するつもりか！」と猛反発されてしまったのです。

下あごが後退して出っ歯になるケース

下あごが引っ込んで出っ歯になった状態をアングル２級１類といいます。出っ歯の75％がアングル２級１類です。下あごに加えて上あごの歯列も後退するとアングル２級Ⅱ類になります。

下あごが引っ込む（後退する）原因の１つは咬み方にあります。前歯を使って咬むとき、下あごは前方に移動します。一方、奥歯を使って噛むとき、下あごは後方に移動します。下あごの位置を指示しているのは歯根膜です。

軟らかい食材や細かい食材ばかり与えていると、前歯で咬む必要がなく、奥歯ばかり使うため、下あごが引っ込んだ状態で定着してしまいます。**前歯で咬むことは叢生の予防だけではなく、出っ歯の予防のためにも大切な習慣**なのです。

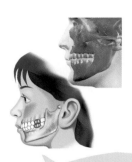

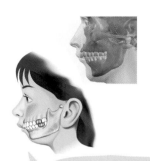

アングル1級（正常な噛み合わせ）

アングル2級1類（下あごが引っ込んだ噛み合わせ）

アングル2級になると顔立ちに大きな影響が出てしまいます。

写真は同じ女の子ですが、上は6歳、下は7歳のときのものです。わずか1年間で下あごが後退し、顔の印象が変わってしまいました。原因は上あごの側切歯が内側に生えてきたことで叢生になったからです。咬むときにこの側切歯が下あごの歯に当たって邪魔をするため、かみ合わせがずれて下あごが後退してしまいました。下あごを前方に移動させる治療が必要です。

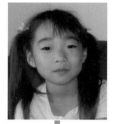

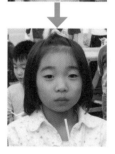

こうならないためには、まず歯列を育成し、下あごを後退させる原因を早期に見つけて解決しましょう。それがおうち矯正です。

おうち矯正で歯列を育成しておけば、叢生になることも、叢生が原因の出っ歯になることもありません。下あごが後退してしまったら前歯で咬んで歯根膜を正常な位置に戻し、下あごが前に移動するように訓練しましょう。治すことより、なぜそうなったのか、原因を探して改善しましょう。

出っ歯の治療と
おうち矯正

🦷 おうち矯正で治せる出っ歯か調べましょう

　出っ歯はおうちでは簡単には治せませんが、乳歯列期や混合歯列前期であれば前歯の歯根膜を刺激することで治る場合もあります。

　まずは下あごの動きを確認してみましょう。前章でお話しした歯根膜の働き（咬筋歯根膜反射）を失っていないかの検査です。

　食材を細かくしたときと、大きくしたときの下あごの位置の変化を調べます。弾力のある油性のビニールチューブ（ホームセンターや100均で水槽用などとして売っています）を奥歯で噛みます（写真左）。これは細かい食材を噛む場面の再現です。噛んだときに下あごが後退するかどうかを観察しましょう。

　次に前歯で咬んでみます。これは大きな食材にかぶり付く場面の再現です。下あごはさきほどと比べて前に出ているでしょうか？

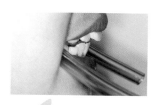

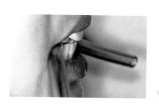

奥歯で噛んでいます。
下あごが引っ込みます。

前歯で咬んでいます。写真のように下あごが前に出て、上あごと一直線になっていれば合格です。

　前歯で咬んだときに下あごが前に出れば、歯根膜が正常に働いている証拠です。前歯で咬む咬断運動、食事の仕方、食材の選択によって下あごの位置を変え、出っ歯を改善できる可能性があります。

🦷 上あごの歯槽骨が原因で出っ歯に見えるケース

　写真左は上あご前歯の歯根部の歯槽骨が未発達なために歯冠部が飛び出して見える出っ歯です。これも前歯で食材を咬む咬断運動をさせることで治ってきます（写真右）。

　ただし、おうち矯正では混合歯列前期が終わる9歳頃までには育成を終わらせる必要があります。乳犬歯や乳臼歯が生えかわって混合歯列後期になってしまうと、あごの歯槽骨の発育促進は歯科医にもできなくなってしまいます。

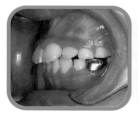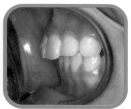

🦷 出っ歯は顔つきを大きく変えてしまいます

　92頁の女の子と同様に叢生が原因で出っ歯になったケースです。上あご右側の側切歯（前から2番目の歯）が歯列より内側に生えてきたために、下あごが押されて引っ込み、アングル2級になりました。

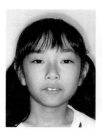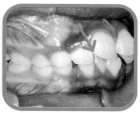

上あごが育たないと噛み合っている下あごも発達できません。これを「靴の原理」といいます。靴が小さければ足が育ちません。あごも同じです。

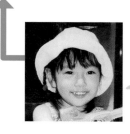

側切歯が生えるのは7歳ですから、元の顔を確認するためにそれ以前の写真を持ってきてもらいました。顔の印象が違うことがわかります。

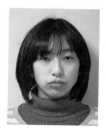 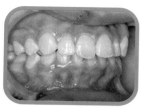

治療後の写真です。本来の顔つきに戻りました。アングル２級が顔の印象に大きな影響を与えることがわかります。

　容姿だけの問題ではありません。アングル２級の噛み合わせで深い過蓋咬合になることもあります。前章で説明したように、過蓋咬合になると口の中が狭くなるために、発音が不明瞭となり、滑舌がわるく、声の響きもよくありません。

　口を閉じていても前歯が出てしまう状態までくると、歯科医院で床矯正治療をしないと治りません。治療方針も矯正医によって異なります。私でしたら引っ込んだ下あごを前方に移動させますが、上あごの小臼歯を抜歯して引っ込める方針の矯正医もいます。上あごを引っ込めると顔の印象が貧相になることがありますので、抜歯矯正を提案された場合は説明をよく聞いて、納得してから治療を受けてください。抜歯矯正はやり直しのきかない不可逆的治療だからです。

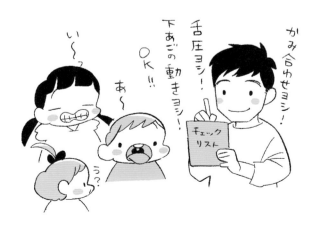

🦷 叢生が原因の出っ歯もあります

　出っ歯だと思って相談に来た患者さんですが、前歯2本が飛び出した原因は叢生でした。乳歯列期に発育空隙ができていれば叢生にも出っ歯にもならなかったはずです。

　すでに混合歯列後期になっていたので、前歯から犬歯までの間を床矯正装置で拡大して前歯を内側に入れました。このケースでは、もし抜歯矯正を選択して第一小臼歯2本を抜いてしまったら、スペースが余りすぎてすき間ができてしまいます。床矯正の利点は必要なだけのスペースを拡大できることです。

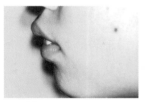 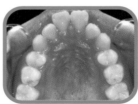

初診時。前歯2本が唇から飛びだしています。叢生による出っ歯です。

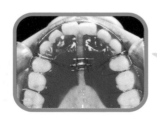

床矯正装置で歯列を拡大したのち、外側のワイヤーで2本の前歯を内側に移動させました。

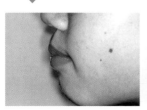 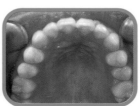

1年4か月後。歯列が整い、下あごが前に出ました。口の中がV字型からU字型に変化して、広くなりました。

🦷 小さな癖が出っ歯の原因になります

　発育途上の子どもの場合、ちょっとした癖や悪習慣であごの位置が変わってしまうことがあります。子どものあご関節は成人よりずっと浅いため、下あごが簡単に動いてしまうからです。

　出っ歯を治したいと来院した男の子です。

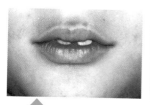
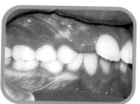

初診時。口を閉じても歯が出ています。

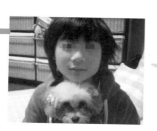

1年前の写真です。歯は出ていません。
たった1年間に何があったのでしょうか？

　この男の子の場合、下あごが引っ込んだことで結果的に出っ歯になってしまったのです。その原因は、写真のようにいつもあごをどこかに乗せている癖でした。

　たったこれだけのことですが、頭の重さは5キロあり、ボーリングの球とほぼ

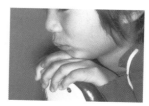

同じ重量です。この重さがずっと下あごを圧迫し続けたせいで下あごが少しずつ後退して、アングル2級になってしまったのです。子どもがこのような姿勢を習慣にしないように注意して見てあげてください。これもおうち矯正です。

🦷 子どもの姿勢が悪くなる原因は？

姿勢の悪い子どもを叱る前に、なぜこのような姿勢になるのかを考えてみましょう。

ふだん私たちは地球の重力を意識することはありません。それは無意識のうちに、からだの重心と地球の重力がつり合うように動いているからです。重心と重力のバランスが崩れれば、からだはたちまち重力に負けて倒れてしまいます。

おそらくこの子は日頃から頭が前に出ていて、からだのバランスが悪いのでしょう。からだの重心が重力とつりあっていないため、頭を椅子に乗せたり、頬杖をついたりすることでバランスをとっているのです。お子さんの姿勢は大丈夫でしょうか？　悪い姿勢を注意するのもおうち矯正です。

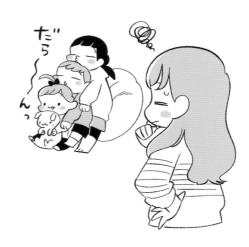

寝ころんだ姿勢での読書が出っ歯の原因に

　出っ歯になってしまった女の子です。おうちの方は「歯よりも顔を治してください」との希望で来院されました。たしかに幼稚園時代とは顔つきが違います。くりっとしていた大きな目がまぶたでふさがってしまっていました。話を聞くと、こうなったのは小学校に入学してからとのことです。

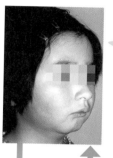

初診時。下あごが
引っ込み出っ歯に
なっています。

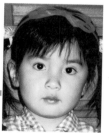

幼稚園時代。くりっとした
大きな目が印象的です。

治療後

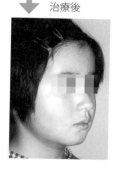

　治すことより、発症原因を探ることが大切です。この女の子は頭が良くて読書が好きでした。布団の中でも読書をしていましたが、その姿勢が悪かったのです。下あごを枕に乗せて本を読んでいたせいで、下あごが引っ込んで出っ歯になってしまいました。

　出っ歯の治療後の写真と比べてみましょう。下あごが前に出たことであご周りや頬のラインがスッキリしました。これがこの子の本来の顔つきなのです。

ほんのちょっとした癖や悪習慣が原因で将来の顔の印象が大きく変わってしまいます。結果の重大さをよく考えて、予防することが大切です。

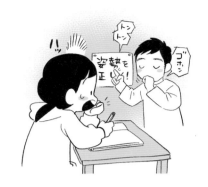

悪い癖を見逃さないことが大事です

　出っ歯の原因になる悪い癖は他にもあります。

　この男の子は下唇を口の中に巻き込む癖がありました。そのせいで上あごの前歯が下唇に押し出されて、出っ歯になってしまいました。2本の前歯の間が開いてすき間ができています。

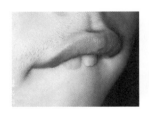 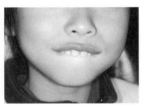 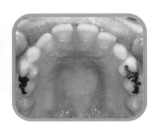

　前歯と前歯の間に爪を押し込む癖のある子どもです。前歯が離開してしまいました。こうした悪習慣も、気づいたときに注意してやめさせましょう。

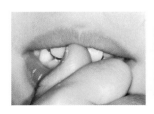 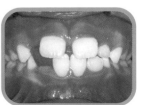

指しゃぶりの影響で前歯が押し出されることもあります。

写真の子はいつも右側の前歯に指を当てて指しゃぶりをしていたため、指で押されていた歯が出っ歯になっただけでなく、上あごの骨まで変形してしまいました。怖いですね。

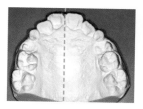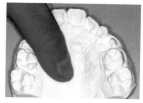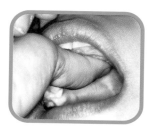

上あごの骨全体が右に寄ったまま変形してしまいました。指しゃぶりをやめさせる代わりに市販のおしゃぶりを上手に利用しましょう。

おうち矯正のポイント

お子さんの日頃のしぐさをよく観察しましょう。
悪い癖をやめさせることで出っ歯は防げます。

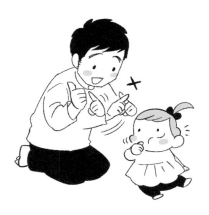

イビキと重力の関係

　子どもでも大人でもイビキをかきます。イビキも重力と深い関係があります。

　ポカン口は下あごを支える筋肉が弱いため重力に負けてしまい、下あごが下がっている状態です。あおむけに寝ているときもこれと同じことが起こります。ポカン口の人でなくても下あごが下がってしまい、気道を圧迫するので呼吸がしにくくなります。

　舌圧が低いとさらに舌が奥に落ちて気道を圧迫するためイビキになるのです。重篤になると睡眠時無呼吸症候群になります。

　イビキの主な発症原因はあおむけに寝ることです。予防のためには抱き枕を使うことや、横向きに寝ることで、舌が奥に落ちることを防ぎましょう。気道を狭くしなければイビキはかきません。

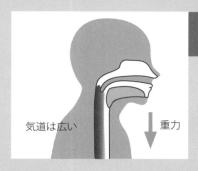

起きているとき

気道は広い　　重力

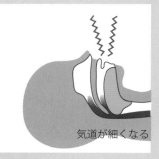

寝ているとき　　気道が細くなる

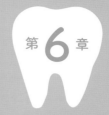

第6章

受け口（反対咬合）は放置しない

骨格性に
移行する前に
適切な処置を

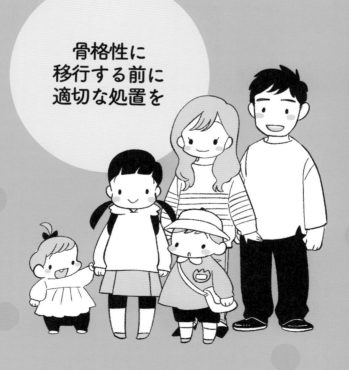

反対咬合（受け口）に注意しましょう

幼児の反対咬合は放っておいても治る？

　反対咬合（受け口）は下の歯が上の歯より前に出ている状態です。目立つのでおうちの方でもすぐに発見できます。

　矯正学では、「上あごの連続する３本以上の前歯の咬み合わせが逆になっている状態」を**反対咬合**といい、１歯か２歯の場合と臼歯の反対咬合は**交叉咬合**といって区別します。

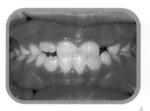 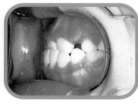 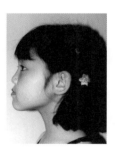

前歯の交叉咬合の例です。臼歯の噛み合わせが逆になっている交叉咬合もあります。

　交叉咬合や反対咬合の子どもは前歯でうまく咬み切れません。あごを横に動かせないからです。前歯を使わないので、上あごに発育刺激が加わらない結果、発育空隙も足りなくなって、叢生になる可能性も高くなります。

　容姿に及ぼす影響も深刻です。上唇が薄く、下唇が厚く突き出した受け口特有の顔立ちになります。また、上あごから鼻にかけての中顔面が未発達のため顔が平坦になり、その結果、下あごが突き出して三日月状の横顔になってしまいます。

　反対咬合は不思議な不正咬合です。おうちの方が見た目で気づきやすいこともあり、幸いなことに来院数も多いのです。幼児の発症率は16.2％もありますが、驚くことに12歳では2.4％と大幅に減少します。**ほとんどの反対咬合は放っておいても治ってしまう**のです。そのため幼児の反対咬合は「とりあえず様子を見ましょう」ということになります。ですが少ないとはいえ、50人に1人は重篤な病態になることも事実です。

　わが子を50人に1人のケースにさせないためには、なぜ幼児の反対咬合が治ってしまうのかを知っておきましょう。

治ってしまう子どもは何かが改善したのでしょう。
おうち矯正をすることで改善する可能性をさらに高めることができるのです。

反対咬合の原因

　反対咬合の発症原因は4種類に分けられます。

① 機能性のもの。下あごを前に出すなど、筋肉の悪い癖が原因。

② 歯の生える位置によって発生する歯性のもの。上あごの前歯が歯列より内側に生えるケースと、下あごの前歯が歯列より前に移動して発症するケースがあります。

③ 下あごの骨が過成長して発症する骨格性のもの。

④ 1〜3の混合型。

　乳歯に発生する反対咬合はほとんどが①の機能性のものです。なにかのきっかけで反対咬合になってしまっても、ふとしたきっかけで子どもが自ら原因を解消するため、ほとんどの反対咬合は自然に治ってしまいます。つまり、自然に治ったというよりも、悪い機

能が解消したために咬み合わせが改善したのです。この反応をうまく利用することでおうち矯正をおこなうことが可能です。

　反対咬合や交叉咬合は外見上の問題もありますが、それよりも心配なのが、前歯で咬めなくなることによる骨格の発育への悪影響と、それによる成長後の顔つきの変化です。機能性からくる悪い癖を見抜いて早くやめさせることが肝心です。

　反対咬合になる原因はほんのささいな癖です。新型コロナで亡くなった志村けんさんの「アイーン」と言いながら下あごを突き出すギャグを真似して反対咬合になった子どもがいます。下あごを前に移動する筋肉の動きが癖づいてしまったのです。

　中学校で剣道の授業に参加した子どもが防具の正しい装着法を知らなかったために、ぐらつく防具を固定しようとして下あごを突き出していた結果、反対咬合になってしまった例もあります。

　中学生は混合歯列後期ですが、機能性の反対咬合は成人になっても発症します。原因は一つだけとは限りません。子どもが下あごを前に出す癖があれば早く気づき、**原因となっているすべての悪い習慣をやめさせることが必要**です。一つでも悪い癖が残っていると機能性の反対咬合は改善されません。

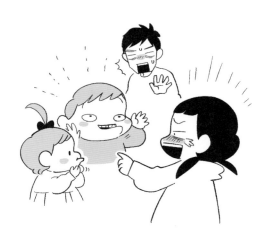

🦷 治せる反対咬合かチェックしてみましょう

　子どもが反対咬合だと気づいた場合、反対咬合の程度を分類する簡単な検査がありますので試してみてください。

　まず、一度口を開けてからゆっくりと閉じます。ふつうに咬み合わせた状態から、上下の前歯の咬み合わせがぴったり揃うところまで下あごを引いていきます。上下の前歯の切端が一直線に揃った状態を構成咬合位といいます。この状態を維持できれば治療は可能です。構成咬合位の維持ができないと重篤なケースと判断されます。

　この検査に合格して、かつ乳歯列期や混合歯列前期の初期までの子どもであれば、反対咬合になる悪い癖をやめさせることで自然に治る場合もあります。ただし、そのためには反対咬合を起こさせるような機能、つまり悪い癖や姿勢をすべてやめさせる必要があります。子どもが下あごを前に突き出していないかを注意深く観察してください。

🦷 乳犬歯の噛み合わせをチェックしましょう

　機能性反対咬合を発症させる一番の要因として乳犬歯の咬み合わせの異常があります。

　通常、乳犬歯は上あごから先に生え、下あごの乳犬歯はあとから生えてきます。逆に下あごの乳犬歯が先に生えてきた場合は要注意です。咬むときにどうしても下あごが前方に出てしまうので、反対咬合の原因になります。**乳犬歯の早期接触**といいます。

　乳犬歯の先端に早期接触があれば、接触している部分を歯科医院で削ってもらいましょう。

　おうち矯正でできることとしては、下あごを横に動かして乳犬歯を磨りつぶす必要のある食材を選びましょう。しっかりあごを横に動かして咬むことで、乳犬歯がすり減り、早期接触が解消します。

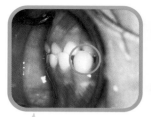

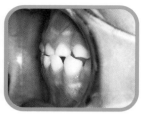

乳犬歯の早期接触です。放置しておく
と反対咬合の原因になります。

早期接触の部位を削りました。

お子さんの日頃のしぐさを観察しましょう。悪い癖を
やめさせることで反対咬合は防げます。

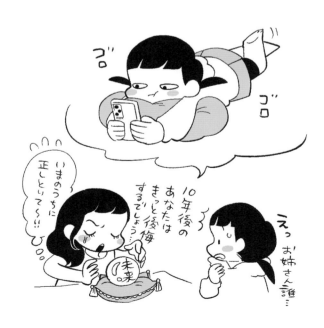

おうちで治せる交叉咬合

🦷 前歯の交叉咬合はおうち矯正が可能です

　上あごの前歯１歯または２歯の咬み合わせが逆になっているのは交叉咬合（こうさこうごう）といいます。交叉咬合であればおうち矯正が可能です。

　上あごの１番目の前歯（中切歯）は混合歯列前期の７歳前後で生えてきます。もしこの歯が歯列より内側に生えてきてしまったら、まず前歯に歯の入るスペースがあるかどうかを確認しましょう。

　幸いにもスペースがあれば、**交叉咬合になっている前歯を物理的に押し出すことで簡単に治ります**。歯科に通うまでもありません。

　指で押してぐっと力を入れるか、平らな棒などで前に押せば、歯が前方に動くことを実感できるはずです。**毎日少しずつ押していれば２か月ほどで治ります**。

　オーラルアカデミーには専用の医療器具（パナスティック）もありますが、わざわざ購入しなくても細いヘラなどで代用できます。衛生面さえ気をつければアイスキャンディの木の棒でもいいでしょう。

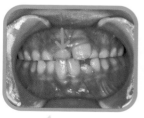

１歯の交叉咬合です。

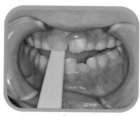

先が平たくなった棒で手前に押します。歯が動くことを感じられます。

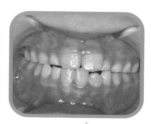

２か月続けたところ、きれいに並びました。

パナスティックの先端は歯を移動しやすい構造になっています。木の棒でもパナスティックでも、使用したときに歯が前方に動くことを確認してください。

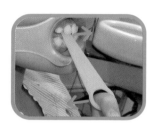

パナスティックの先端部分。

てこの原理を使い、矢印の方向に動かします。

オーラルアカデミー
パナスティック

　おうち矯正で交叉咬合が治ったら、前歯で咬む咬断運動を意識的に多くして、上あごの歯列を育成してください。

　面白い話があります。お母さんがこの方法で子どもの交叉咬合を治そうとしたのですがうまくいきません。そこで床矯正で治療しようと相談にみえました。治療費用についてご説明したところ、お父さんが「歯医者にそんなお金を払うくらいなら自分がやる」と、毎日仕事から帰宅後にこの方法を続けたところ、2か月で治ったのです。「必ず治す」という決意が大切なのかもしれません。

おうち矯正は本人とご家族が主役。
歯科医師はあくまでもサポーターです。

🦷 臼歯の交叉咬合はすぐに歯医者へ

臼歯（奥歯）の交叉咬合は残念ながらおうちでは治せません。できるだけ早く歯科医師に相談してください。

臼歯の交叉咬合の怖いところは、放置すると顔全体が曲がってしまうことです。前歯が正常でも臼歯だけ交叉咬合になっていることがありますので、ときどき奥歯の噛み合わせをチェックして交叉咬合になっていないか見てあげてください。

臼歯の交叉咬合は噛み合わせの問題ではなく、下あごのズレです。その影響で下あごを支える関節もゆがみ、顔の骨格を変形させてしまいます。とても怖い病態なのです。

写真は乳臼歯の交叉咬合のケースです。レントゲン写真を見るとすでに骨格が非対称になっているのがわかります。顔貌もゆがんでいます。このまま放置すると骨格がずれたまま発育してしまいます。

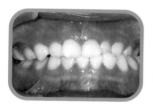
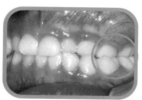

左側（向かって右）の奥歯が交叉咬合になっています。

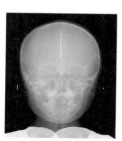
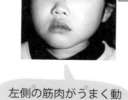
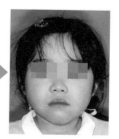

レントゲン写真。交叉咬合のある側の骨格は未発達です。

左側の筋肉がうまく動かせないため、頬が下がって見えます。

治療後の顔です。左右対称になりました。

111

この場合の発症原因は上あごの発育不全です。乳歯列期もしくは混合歯列前期に上あごを床矯正装置で拡大すれば簡単に治ります。

　永久歯になれば治るだろうと甘く見て、混合歯列後期まで放置してしまうと、骨格性に移行してしまいます。そうなると手遅れです。大人になってから顔のゆがみが気になる、噛み合わせに不都合がある、ということになって治療を決意した場合、入院してあごを切る外科矯正になります。費用も何百万円と高額になり、からだの負担も大きくなりますので、ぜひ早いうちに気づいて治療してください。

🦷 顔のゆがみの原因になる交叉咬合

　交叉咬合はあごの形を変えてしまうだけでなく、左右の目の大きさにも影響することがあります。

　11歳2か月の混合歯列後期の女の子のケースです。左右の目の大きさが違います。臼歯が交叉咬合になっている側の目が小さくなっています。歯列を改善することで目の大きさも均等になりました。

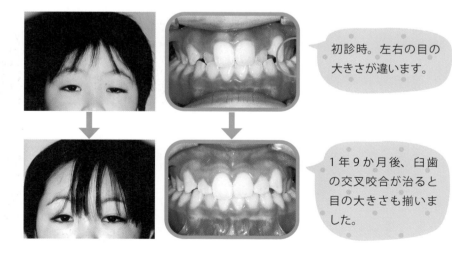

初診時。左右の目の大きさが違います。

1年9か月後、臼歯の交叉咬合が治ると目の大きさも揃いました。

　解剖学の教授にこの写真を見てもらいました。目の大きさが均等
になったのは、目の下の頬骨体部と頬骨弓が正常な刺激を受けるこ
とで発育したためとのことでした。

　頬骨は頬の高まりを形成している骨で、
体部と弓部からできています。体部は眼球
を保護する壁の一部にもなっています。

　噛み合わせが顔全体に影響を与えること
がよくわかります。

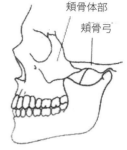

頬骨体部

頬骨弓

おうち矯正のポイント

前歯の交叉咬合はおうち矯正が可能です。
奥歯の交叉咬合は放置せずに歯科医院に行きましょう。

🦷 歯性の反対咬合

　反対咬合の発症原因はほとんどが機能性のものですが、歯の生え
る位置によって発症する歯性のものもあります。歯性の反対咬合は
上あごの前歯が内側に生えてくる萌出位置異常のケースが多いので、
基本的には歯科医師の治療が必要となります。

　軽度なものであればおうち矯正で治すことができます。上あごの
前歯はまず、中切歯と呼ばれる真ん中の2本の歯が7歳ごろに生え
てきます。次に中切歯の隣に側切歯が生えてきます。このタイミン
グで交叉咬合になっていたら、パナスティックや木の棒で押し出し
てあげればよいのです。

反対咬合・交叉咬合の
原因になる習慣

実際にどのような悪い癖が機能性の反対咬合や交叉咬合の原因になっているのかを考えてみましょう。

頬杖が原因の奥歯の交叉咬合

いつも写真のような姿勢でお絵描きをしている子どもがいました。頭は5キロもありますから重くて支えられなくなってしまうのでしょう。片側の頬をずっと机に押し付けていたら、5キロの加重を受け続けた歯列は内側に曲がってしまいます。片側の臼歯が交叉咬合になってしまいました。

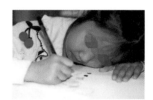

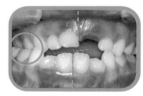

頬杖でも同じ現象が起こります。ちょっとしたしぐさがとんでもない病態をつくります。このような悪い習慣や癖に気づいて注意し、やめさせることがおうち矯正です。大人の観察力がおうち矯正につながります。

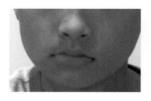

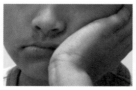

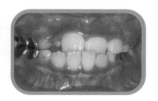

たかが頬杖と思われるかもしれませんが、成人になると歯列の問題ではすまなくなります。成人になってからでも、頬杖が原因で臼歯の交叉咬合・顎変形症になります。

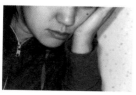 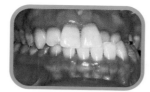 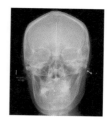

　写真は頬杖が原因で臼歯の交叉咬合になったケースです。骨格の異常発達、顎関節症と診断されます。重篤な症状になると外科矯正で入院・手術することになり、治療費用も百万円単位になってしまいます。悪い癖を放置するといかに怖い結果を招くかを知っておいてください。

🦷 反対咬合になる悪い習慣　①ポカン口

　ポカン口になるといろいろな弊害があることは４章でも説明しました（→76頁）。反対咬合もその一つです。

　舌はいつも上あごと上前歯の裏側に接しているのが正しい定位置ですが、ポカン口の子どもは舌の位置が下がってしまっています。

　舌が下がると、下あごの先端に付いているオトガイ筋が下あごを前方に押す力が働いてしまいます。加えてつねに舌の力を受けていますから下あごがどんどん前方に移動してしまい、放置すると骨格性の反対咬合に進行してしまいます。あごが長くて下唇が突き出た、受け口特有の顔つき（ハイアングル）になります。

　そうなってしまう前に、もし口を開けている習慣があれば、こまめに注意してやめさせましょう。乳歯列期や混合歯列前期に気づくことができればおうち矯正で治せます。

　舌が下がると反対咬合だけでなく、離開の原因にもなります。乳歯はすきっ歯が理想でしたが、永久歯のすきっ歯は悪い歯並びです。

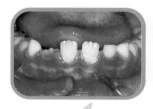
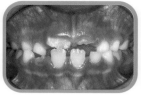
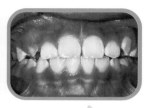

初診時。低位舌が原因で舌が下前歯を押して間が開いてしまいました。

このまま上前歯が生えれば反対咬合になる可能性が大きそうです。

3年5か月後、舌の位置を正しくすることできれいに並びました。

　写真の子どもは下の2本の前歯の間が空いています（正中離開）。下あごが必要以上に前方に成長している証拠です。舌が下がっているせいで、いつも下あごの前歯を押しているのです。ちゃんと口を閉じて、舌を上あごにつけることができるようになれば、たとえ前歯が前方に移動してしまっていても、唇とその周りの口輪筋が押す力によって内側に移動します。

　この例では3年かかりましたが、おうち矯正で治りました。おうちの方の観察と声かけだけでも反対咬合を治すことは可能です。

🦷 反対咬合になる悪い習慣　②うがいの仕方

　うがいの仕方にも反対咬合の原因がひそんでいます。子どもがうがいをするときの様子を注意深く観察してみましょう。

　通常、うがいをするときは奥歯と頬の間に水をためてブクブクします。ところが、機能性の反対咬合になる子どもは前歯と唇の間に水をためて、下あごを前後に動かしてうがいをしています。下あごを前に出す動きが反対咬合の原因をつくってしまうのです。

　このようなお子さんには「うがいをするときはお水をどちらかのほっぺに入れてブクブクしようね」と教えてあげてください。

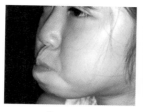

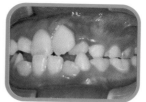

あごを突き出すようにして
うがいをしています。

反対咬合になって
しまいました。

反対咬合になる悪い習慣　③泣き虫

　泣いている子どもの顔をよく見てください。泣いているときは必ず下あごが前に突き出ています。いつも泣いている泣き虫な子どもは機能性の反対咬合になりやすいのです。

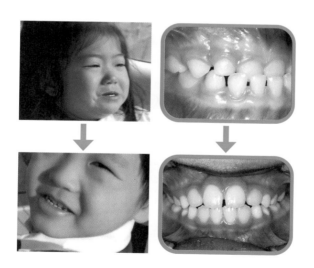

　この患者さんはむし歯の予防のために来院して反対咬合が見つかりました。小さいときは泣き虫だったそうですが、泣き虫がなおったら、反対咬合も改善しました。

赤ちゃんなら泣くのが当たり前ですが、乳歯列期や混合歯列前期に入ってもよく泣く子どもの場合、下あごが不自然に前に突き出ていないか、注意してください。

　反対咬合を簡単にチェックするには、口を閉じたときの唇の位置を観察します。上下の唇がしっかり合わさっていれば合格です。下唇が上唇より前に出ていれば下あごが前方に移動している証拠です。乳歯列期であれば歯列の異常というより顔の筋肉の使い方が間違っていることが多いので、悪い習慣をやめて顔の筋肉が正しく使えるようになればおうち矯正で治すことができます。

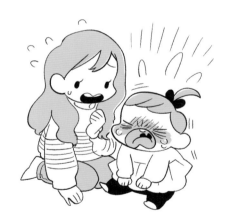

おうち矯正のポイント

機能性の反対咬合はすべての悪い機能を改善しなければ治りません。

骨格性の反対咬合に
させないために

🦷 自然に治らない機能性の反対咬合に注意しましょう

　機能性の反対咬合のほとんどは乳歯列期と混合歯列前期の初期に発症します。あごが未発達のときには反対咬合になりやすい反面、自分で機能を改善できる場合も多いのです。前歯で咬めないことを不自由だと感じれば、無意識のうちに咬み合わせを調整して少しずつ機能が改善していくということもあるでしょう。知らず知らずのうちに自分自身で矯正をするわけです。そのために反対咬合は自然に治ると思われてきましたが、すべてではありません。

　4歳の女の子です。乳歯列期とはいえ、ここまで重篤な反対咬合になるとおうち矯正では改善できません。歯科医院で早期に治療をしましょう。この子は床矯正治療をすることで骨格性の反対咬合にならずにすみました。反対咬合は放置してはいけません。

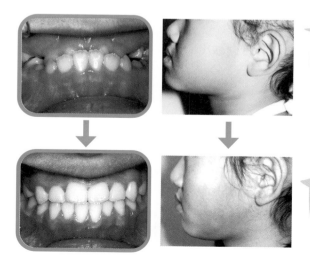

初診時、4歳。上の歯列が見えないのはかなり重症です。下あごも突き出ています。

11歳になりました。早期に床矯正治療をしたため正常な歯並びです。

🦷 骨格性の反対咬合になると歯科医では治せません

　機能性の反対咬合を放置すると、骨格性の反対咬合になってしまいます。早期に治療せずに混合歯列後期を迎えてしまえば、歯並びだけの問題ではすまなくなります。

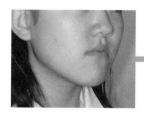 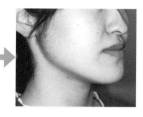

骨格性の反対咬合特有の顔貌です。右は歯列の矯正後ですがハイアングルは治りません。

　とくに、**機能性以外の反対咬合は放っておいてはいけない場合が多いので注意が必要**です。上あごの前歯が内向きに生えてきたり、下あごの前歯が外向きに生えてきたり、歯が舌に押し出されたりして反対咬合になった場合は、放置することで下あごの骨が過成長してしまいます。歯科医師でも成長は止めることができません。そのまま第二次成長期を迎えて混合歯列後期以降に入ってしまうと骨格

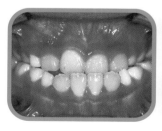 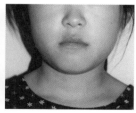

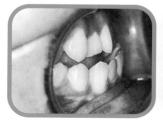 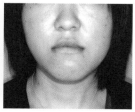

アングル3級の歯並びです。
こうなってしまうと歯科医でも治せません。

性の反対咬合に進行して、顔貌の変化は取り返しがつかなくなって
しまいます。

　この状態をアングル 3 級と診断します。アングル 3 級はすでに
歯の位置の問題ではなく、下あごが過成長して下前歯が突き出た状
態です。歯医者の治療対象は歯ですから、骨の成長については関与
できません。ここまでくるとあごを切る外科矯正でしか治せません。

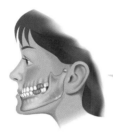

アングル 3 級（下あごが
過成長して下前歯が突出
した噛み合わせ）

　アングル 3 級の噛み合わせの判断は下あごの第一大臼歯が上あ
ごの第二小臼歯の位置までずれてしまっていることです。上下の犬
歯の位置が完全にずれているのがわかりやすい目安です。

おうち矯正のポイント

反対咬合にしないためには予防が大切です。下あごを
突き出す、顔の片側あるいは両側に不自然な力をかけ
る、といった悪い習慣をなくすことが重要です。
もう一つ重要なのは、反対咬合や臼歯の交叉咬合を見
つけたらできるだけ早く治療することです。混合歯列
後期まで見逃すと子どもの顔つきが大きく損なわれて
しまう上に、外科をともなう大がかりな治療になって
しまいます。

🦷 反対咬合は遺伝する？

　歯科大学では反対咬合は遺伝すると教えられます。そのため、反対咬合の患者さんには必ず「家族や親せきに受け口の人はいますか？」と聞きます。「います」ということであれば遺伝性が疑われます。もちろん100％発症するわけではありませんが、反対咬合の遺伝因子をもつ子どもの場合は乳歯列期のうちに適切な予防治療をおこなって、骨格性の反対咬合に進行させないように注意する必要があります。

　歯科大学ではハプスブルク家の反対咬合の家系図（→123頁コラム）を提示して、遺伝性の反対咬合があると教育していますが、日本歯科医師会は遺伝性の反対咬合の要因はないと発表しています。

　反対咬合ではないのに下あごが大きく見える異常もあります。これも遺伝ではなく下あごだけが肥大する全身疾患で、脳下垂体の異常に起因するアクロメガリー（先端巨大症）です。全国に約7000名の患者さんがいると推定されています。症状は徐々にしか進行しないので、75％の患者さんは自分がアクロメガリーに罹患していることに気づいていない潜在患者さんです。

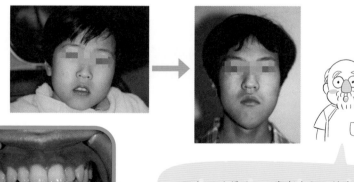

アクロメガリーの患者さんの幼少期と
成長後の写真です。歯並びは正常です。

ハプスブルク家は
受け口の家系

　遺伝性の反対咬合の例としてもっとも有名なのが近世ヨーロッパの王族ハプスブルク家です。神聖ローマ皇帝カール5世も反対咬合で、鼻づまりのためにいつも口が開き、咀嚼にも支障があったと伝えられています。カール5世やひ孫のフェリペ4世の肖像画を見ると、下あごが過成長して突き出たハイアングルの顔貌だったことがわかります。王家の一族は子ども時代から多くの肖像画が残されているので成長の様子をたどることができるのですが、幼児の頃は反対咬合ではありませんでした。

　現代では、両親がともに反対咬合であっても子どもは正常な咬み合わせの場合もあり、仮に反対咬合になっても治療できます。

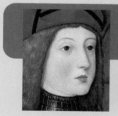

カール5世

7歳　　　　　48歳

フェリペ4世

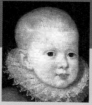 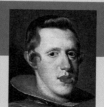

幼児期　　　　　成人後

第 7 章

顔の印象は
おうち矯正で
変えられる

そのお悩みは
おうち矯正で
治せるかも
しれません

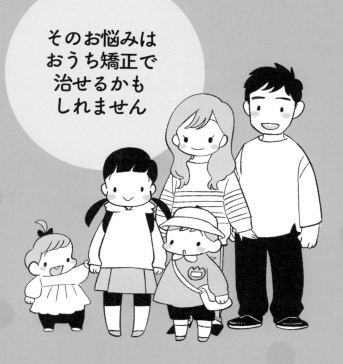

最強のおうち矯正とは

🦷 おうちでできる矯正を実践しましょう

　第6章までは主に矯正治療についてご説明してきました。乳歯が生えそろう乳歯列期（3歳前後）から、乳歯が永久歯に生えかわり始める混合歯列前期（6歳前後）までの時期が、おうち矯正にとって最適であること、発見が遅れれば遅れるほどおうち矯正はむずかしくなることをご理解いただけたと思います。

　加えて、悪い歯並びの多くは毎日の食事の仕方や悪い習慣が原因になっていることについてもご納得いただけたことでしょう。

　ここからはいよいよ**おうち矯正実践編**です。矯正治療不要できれいな歯並びを手に入れる秘訣をお伝えしていきましょう。

　最強かつ最善のおうち矯正とは、歯並びに悪い影響を与える習慣を徹底的に予防することです。

　子どものむし歯が劇的に減ったのは、むし歯予防への関心が高まり、予防のための知識と習慣が普及したためです。食べた後は歯を磨くこと、寝る前に甘いものを食べたり飲んだりしないことはむし歯予防として常識になっています。けれど、矯正予防の基本的な知識はまったく普及が足りていません。

　たとえば、叢生の原因は歯列の発育不足です。前歯で咬む食事ができていなかったせいで歯列が発達しなかったのです。

　出っ歯や受け口も、子どもをよく観察し、悪い歯並びの原因になる習慣や癖が定着する前に発見してやめさせることができれば、ほとんどの矯正治療は不要になるはずです。

　経験を積んだ歯科医ならば、悪い歯並びの予兆に気づいて悪癖を

指摘することができるでしょう。けれどどんな名医でも、数か月に一度の検診や治療だけで子どもの悪習をやめさせることまではできません。**正しい予防の知識を知って子どもの歯並びを守り、不必要な矯正治療を避けることは、おうちの方でなければできない**のです。

　子どもにとっても家計にとっても、それがいちばん負担のかからない、望ましい方法であることは間違いありません。

第一印象の決め手は目元と口元です

　人と会ったときの第一印象の良し悪しは目元と口元で決まります。顔の美醜は遺伝を含めて生まれ持ったものだと思われがちですが、実際には**顔の印象は筋肉の使い方によって大きく変わります**。歯科矯正イコール「自信をもって笑えるきれいな歯並び」というイメージかもしれませんが、じつは**歯並びは歯だけにとどまらず、顔全体の機能に影響している**ということをもっと知っていただきたいと思います。

　顔の印象を左右する筋肉を正しく使うには、正しい歯並びが必要です。歯列の発育不全によって正しく咀嚼ができないと、表情筋の発達が妨げられ、筋肉が活性化しなくなってしまいます。そのため、**歯並びが悪い子どもは口や目じりが下がってぼんやりした印象の顔立ちになりやすい**のです。

　歯並びを治すことと同時に正しい咬み方の習慣を身につければ、顔全体の筋肉が活性化して、顔つきも大きく変わってきます。

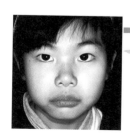

おうち矯正前。頬や口元が下垂しています。

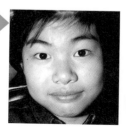

おうち矯正後。口角が上がって顔の印象が変わりました。

悪い習慣をやめさせる便利なツールたち

🦷 悪い習慣をやめさせるリマインドシール

　ポカン口がどれだけ悪い影響を与えるかについてはくり返しお伝えしてきました。ポカン口は歯並びを悪くするだけでなく、のどと肺を無防備にしてしまいます。ポカン口に気づいたら一刻も早くやめさせましょう。

　お子さんが反抗期になって言うことをきいてくれないときは、リマインドシールを指さすのも有効です。ポカン口以外にもいろいろなリマインドシールがあります。どれも歯並びにとって悪い習慣です。おうちで手作りするのもいいですね。

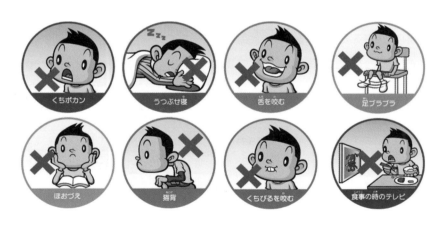

くちポカン　　うつぶせ寝　　舌を咬む　　足ブラブラ

ほおづえ　　猫背　　くちびるを咬む　　食事の時のテレビ

　癖になっているとつい無意識でやってしまいますので、怒らずに注意してあげてください。お子さんにリマインドシールの絵を描いてもらうのもいいですね。

🦷 鼻づまりを解消しましょう

　口を閉じられない原因としては鼻づまりも考えられます。鼻呼吸ができないと苦しくて口が開いてしまうのです。

　鼻づまりはおうちでも簡単に調べられます。鏡や金属板を冷たくして鼻の前に置き、鼻息をかけます。鼻呼吸ができていれば鼻息のかかった部分の表面が白く結露します。左右の量に違いがないかどうかもチェックしてください。細かく調べるためにはブレスケールというメモリのついた専用の板もあります。

　鼻づまりがあることがわかったら、耳鼻咽喉科で診てもらってください。花粉症の季節には鼻うがいも効果があります。ツーンとする特有の痛みがあるため子どもは嫌がりますが、最近は痛くならずに簡単に使える製品が市販されていますので、試してみてはいかがでしょうか。鼻腔を拡げるテープも市販されています。

　口呼吸をしていることに自覚がない場合は絆創膏などで口を閉じてあげるしかありません。セレブリーズという口を閉じるためのテープも市販されています。

　毎日のことなので大変かもしれませんが、3週間を目安に続けてみてください。新しいことを習慣にするには最低3週間は必要だと言われています。

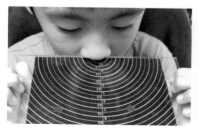
ブレスケール

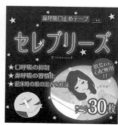
セレブリーズ

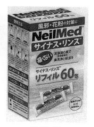
鼻うがい

🦷 鼻呼吸しやすくなるツボ

　耳鼻咽喉科に行くほどではないけれど、なんとなく鼻がつまって息苦しいときには、東洋医学のツボを活用しましょう。一時的ではありますが、即効性がありますので鼻呼吸しやすくなります。

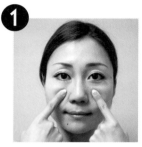

１．黒目の中心の真下の骨から約１センチのところを３〜５秒押します。押したときに、他の場所と比べて違和感のあるところがツボです。

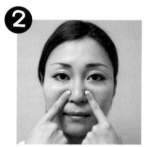

２．鼻の横にもツボがあります。鼻の横にある骨を３〜５秒押します。

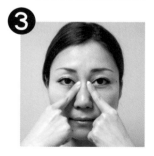

３．左右の目元を同様に押すとさらに呼吸がしやすくなります。このツボは触るとやや痛いのですぐにわかります。

　１〜３を数回繰り返しましょう。

おうち矯正の秘密兵器たち

著者が創設した日本床矯正研究会では、おうち矯正に役立つ医療器具の開発と販売もしています。ここでご紹介する器具はすべてオーラルアカデミーのサイトで購入できます。歯科医院用の卸販売と同時に個人の方への販売もおこなっていますので、お気軽にお問い合わせください。

オーラルアカデミー

🦷 おうち矯正の秘密兵器　①あげろーくん

　舌圧が低いせいでポカン口になってしまう、口を閉じていても低位舌になってしまう、という子どもは、言葉で注意するだけではなかなか治りません。「あげろーくん」を使った訓練がおすすめです。

　「あげろーくん」は一回３分の使用で舌圧が高まり、舌骨の位置が上がることで頸椎（けいつい）がまっすぐになります。１か月続ければかなりの効果を実感できるはずです。

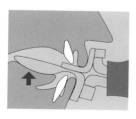
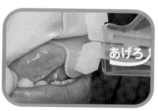

「あげろーくん」の使い方です。

　「あげろーくん」には子ども用と大人用のサイズがあり、大人用は誤嚥性（ごえんせい）肺炎の予防や、気道を広げることでイビキや睡眠時無呼吸症候群の対策としても効果的です（→巻末資料）。

「あげろーくん」を使うことで二重あごの解消も期待できます。低位舌は口腔機能全般を低下させています。舌圧が低下することで二重あごになり、咽頭（いんとう）が狭くなり、嚥下力が低下します。

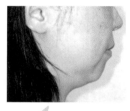 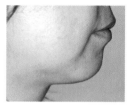

訓練前

「あげろーくん」での訓練後。二重あごが改善されました。舌骨が上がったことで咽頭が広がり、呼吸も楽になります。

 オーラルアカデミー「あげろーくん」

 「あげろーくん」の使い方動画

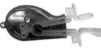 あげろーくん

🦷 おうち矯正の秘密兵器　②リットレメーター

「うちの娘はドナルドダックのような口をしているので治してください」とおうちの方が心配してお子さんを連れて来院しました。口輪筋という口の周りの筋力を測定したところ、かなり弱いことがわかりました。

この検査はおうちでも簡単にできます。子どもにゴム風船を膨らませてみてください。膨らませられないのは肺活量の問題ではなく、口輪筋が弱いためにゴム風船を支えていられないからです。

口輪筋を鍛えるのに必要なのは前歯で食べ物を咬む咬断運動です。

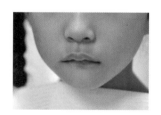

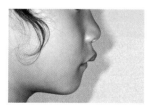

　咬断運動が足りないと歯列が発達せずに叢生になりやすいという話は前にしましたが、同時に口輪筋も発達不足になっています。

　口輪筋の力を正確に測るのに便利なのがリットレメーターという器具で、口輪筋のトレーニングもできます。リットレメーターを３分間使ったあとの皮膚表面温度をサーモグラフィーで測ると、おでこから首にかけて顔全体で４℃以上上昇していました。顔の筋肉が唇や舌と連動していることが実感できるはずです（→巻末資料）。

　このことから、咀嚼が口だけでなく、顔全体から首まで活性化させる運動であることがわかります。

　ニキビを気にしている思春期の女の子にリットレメーターを使ってもらいました。ニキビの原因は細菌感染ですので、除菌するには洗顔や薬よりも白血球の活性化が頼りになります。血液循環が良くなれば白血球での殺菌効果も高まります。リットレメーターの訓練の結果、顔の血行が良くなりニキビが改善しました（→巻末資料）。

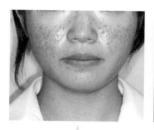
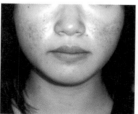
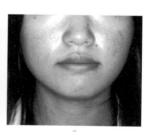

訓練前。

リットレメーター使用６か月後。

１年10か月後。新しいニキビはほとんどできなくなりました。

オーラルアカデミー「リットレメーター」

リットレメーターの使い方動画

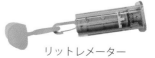
リットレメーター

🦷 おうち矯正の秘密兵器　③とじろーくん

　唇の力が足りずに口を閉じられない子どもには「とじろーくん」で訓練をしてもらいます。

　この女の子は舌を上あごにつけることができません。舌圧が弱く、口唇の力もありません。ためしにスイカを食べてもらったところ、上唇が使えていないため、うまくかじることができません。

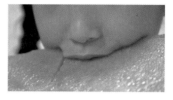

　そこで「とじろーくん」を使って口周りの筋肉を鍛える訓練をしてもらったところ、3か月で顔つきが変化しました。

「とじろーくん」で訓練してもらいました。

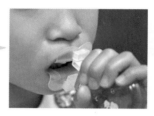

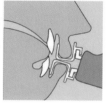

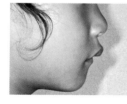

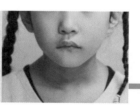

訓練前

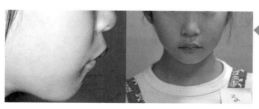

「とじろーくん」使用3か月後。上唇が引き締まったことで顔の印象が変わりました。

　「とじろーくん」は高齢者の誤嚥予防にも効果があります。口周りの筋力トレーニングにより唾液の分泌を促し、口腔機能が向上す

るのです。また口輪筋を鍛えると表情筋が活性化するので、女性が気にするほうれい線や、顔のたるみにも効果的です。お子さんと一緒に使ってみてはいかがでしょうか。

オーラルアカデミー
「とじろーくん」

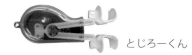
とじろーくん

🦷 おうち矯正の秘密兵器 ④パナシールド

　お子さんの横顔をチェックしましょう。下唇が上唇より出ていたら危険信号です。下唇が出ているのは下あごが前方に移動している証拠で、悪い習慣が筋肉に影響を与えていると考えましょう。そのまま放置していると反対咬合になってしまいます。

　この女の子はポカン口です。舌の位置が低く、低位舌になっています。舌が下前歯を押していたせいで下あごが前方に押し出され、反対咬合になってしまいました。

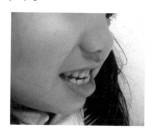

　乳歯列期の反対咬合はほとんどが機能性ですので、原因を取り除けば自然に正しい位置に戻ります。この女の子の場合もポカン口をやめさせて、舌をいつも上あごにつけているように指導するだけで、下あごは自然に後退して反対咬合も治りました。

　上あごに舌をつけるのが苦手な場合は、機械的に舌を上げるパナシールドというマウスピース型の医療器具があります。

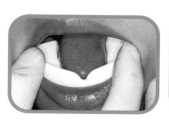

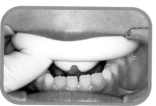

左：パナシールドを口に入れ、舌をのせます。
右：そのまま上あごの歯に装着します。

パナシールドは就寝時に装着します。柔らかい素材でできているので痛みなどはありません。6か月から1年くらい続ければ悪い癖のついた筋肉の状態を戻してくれますので、反対咬合が治ります。

　使用を始める前に、パナシールドの装着によって下あごが正しい位置に戻ることを確認する必要があります。不安な場合は歯科医の診断を受けたほうがいいでしょう。

　3歳9か月の乳歯列期の反対咬合の女の子の例で説明します。

　まず、パナシールドが有効かをチェックします。パナシールドは

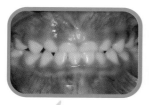
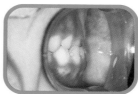
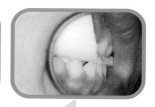

乳歯の反対咬合です。

咬み合わせを横から見たところ。

パナシールドを噛むと、下あごが引っ込みました。
＊写真では歯列が見えるようにパナシールドの前側を切り取っています。

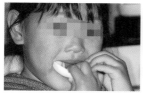
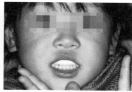
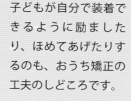

子どもが自分で装着できるように励ましたり、ほめてあげたりするのも、おうち矯正の工夫のしどころです。

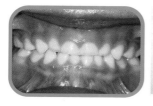
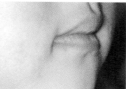

あごの大きさに合わせて 3 種類あります。装着して舌を上げることで下あごが引っ込めば有効性が確認できます。強制的に舌を上げることで、下あごが後退して反対咬合が改善するのです。

　寝るときに着用してもらうことにしました。3 歳半をすぎていれば子どもでも装着できます。個人差もありますが、3 歳半以前では必要性を理解できず、装着がむずかしいかもしれません。

　この子は 7 か月で完治しました。唇もきれいに合わさっています。

　10 か月経過しても治らない場合は、乳歯の早期接触など他の機能性の反対咬合の因子が残っています。機能性の反対咬合はすべての悪い機能を解消しなければ治りません。乳歯の早期接触がある場合は、歯科医院で早期接触している部位を削ってもらってください（→ 107 頁）。

　しかし、舌の位置が正常になっただけで安心するのはまだ早いのです。反対咬合の子どもは上前歯で咬むことができないため、前歯で咬む力が足りません。そのため、上あごの骨と歯列に発育刺激が不足しています。せっかく反対咬合を治しても、このままでは永久歯の生えかわりのときに叢生になるおそれがあります。さらに、上あごが発達しないと顔立ちも平坦になりがちです。

　咬断運動で上あごを刺激する食生活を心がけましょう（→ 8 章）。正しく咬むことがバランスのいい顔を育てます。

オーラルアカデミー
「パナシールド」

パナシールド

🦷 おうち矯正の秘密兵器　⑤タッチスティック

　軽度の反対咬合であれば、起きている時間に使えるタッチスティックでも効果があります。

タッチスティックは先端がスプーン状になったおしゃぶりのような形状をしています。溝に前歯を合わせて軽く咬んで唇を閉じ、スプーン状の部分に舌をのせます。一日30分以上続けてください。

　下の前歯を揃えてタッチスティックを咬むことで下あごが正しい位置まで後退し、筋肉の正常な使い方が身につきます。口を閉じている時間が増えるので舌の位置を上げる訓練にもなります。装着時は前方についているプレートが傾いていないことをチェックしてください。斜めになっているのは悪い例です。

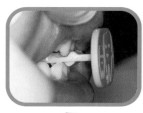 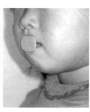 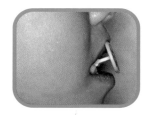

タッチスティックの正しい装着例。

悪い装着例。プレートが斜めになっていては効果がありません。

　乳幼児期の反対咬合は自然に治るケースも多いのですが、何もしないでいると骨格性の反対咬合に移行する危険があります。反対咬合は治っても、悪い癖が残っていると、悪い歯並びや顔のバランスを崩す原因になってしまいます。

　早い時期におうち矯正をするかしないかで将来の顔の印象は確実に変わってきます。

 オーラルアカデミー
「タッチスティック」

 タッチスティック

正しく咬まないと顔が曲がってしまう？

🦷 道具を使わなくても訓練はできます

「顔が曲がっている」とおうちの方が心配して来院した7歳の女の子です。咬み合わせは正常でしたが、口を左右に動かすことができません。食べ物を正しく咬んでいないため、口の周りにある口輪筋が発育不足になっていることが原因です。口輪筋を鍛えれば筋肉のバランスも改善されます。

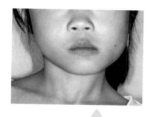

顔のバランスが悪いだけでなく、からだも曲がっています。

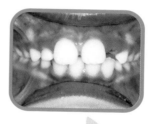

歯並びは問題ありません。

「とじろーくん」で口輪筋の訓練をしてもらってもいいのですが、もっと簡単な方法があります。前歯と唇の間に水を含み、ブクブクしながら唇を左右に動かすと口輪筋を活性化することができます。

この訓練を3か月続けてもらったところ、顔の曲がりは劇的に改善しました。たったこれだけのことで顔の印象はずいぶん変わりました。口の筋肉を正しく使わないと怖いことが起こります。

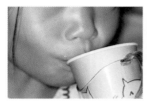 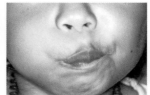 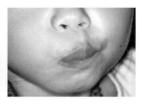

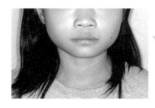

うがいしながら唇を左右に動かす
ことで口輪筋が鍛えられます。

3か月で顔と体のバランスが良く
なりました。

🦷 成人後も顔つきは変えられます

　顔が曲がっているという場合、骨格が曲がっているのか、それと
も筋肉がゆがんでいるのかを見分ける必要があります。

　顔の曲がりを気にして来院した成人男性です。歯並びを見ると上
あご右側の側切歯が内側に生えています。下あごを動かすとこの歯
が邪魔になり、正常な筋肉の動きはできません。

　棒を咬んでもらい、両眼を結んだ線と平行になるかを調べます。
ほぼ平行ですので顔のゆがみは骨格性の問題ではないことがわかり
ます。つまり筋肉の問題です。

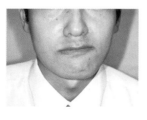 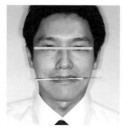 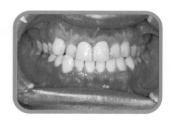

　次に、どこの筋肉が歪んでいるのかを調
べます。まず、口の周りの口輪筋の動きを
調べるために口を左右に動かしてもらいま
した。ほぼ対称に動きますので問題はあり
ません。口輪筋の動きは正常ですから顔の
曲がりの原因ではありません。

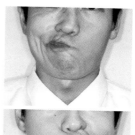

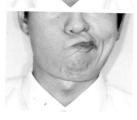

　ではどこに問題があるのでしょうか。口
輪筋は頬筋についていますので、左右の頬
筋の動きが均等でないことが疑われます。

　そこで、頬に水を含んでブクブクする訓練を左右 30 秒ずつ、1
日 5 回するように指導しました。ブクブク運動は頬筋を直接活性
化させてくれます。

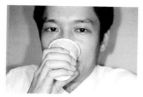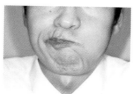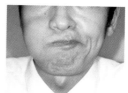

　口輪筋をリットレメーターで鍛えれば、さらに頬筋を活性化する
のではと考えて試してみました。リットレメーターの力が確実に伝
わるように指で押さえてもらいます。

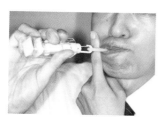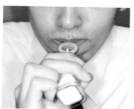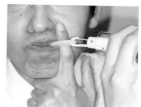

驚いたことに、診療室で1時間訓練をしただけで唇は平行になり、口のゆがみが治りました。原因は口輪筋ではなく、頬筋の非対称にあったのです。

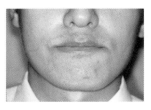

顔は骨や歯並びなどの硬組織と、その表面を覆う皮膚や筋肉などの軟組織からできています。硬組織は混合歯列後期には完成してしまいますが、軟組織は成人になってからも訓練すれば改善します。

🦷 顔の筋肉を鍛えてアンチエイジング

成人でも顔の印象を変えることは可能です。顔貌の衰えは姿勢の悪さや表情筋の不活性化が原因のことが多いのです。加齢による衰えだからと諦める前に、なぜそうなったのか原因を考えて改善を心がければ、根本治療につながります。

写真の女性も「とじろーくん」で口輪筋を鍛えたことで口角が上がり、目元の印象まで変わりました。特別な器具を使わなくても、朝起きて歯磨きをするついでに水を口に含んで左右の頬で交互にブクブクするだけでも頬筋を鍛えることができます。前歯を使って正しく咬む習慣が大切なのは子どもだけではなく、大人も口輪筋を鍛えることにつながります。子どもと一緒に顔の筋肉を鍛えれば、大人にもアンチエイジング効果が期待できます。

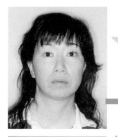

おうち矯正をする前。

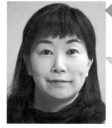

「とじろーくん」で口輪筋を鍛えたところ、顔全体が引き上がり、若々しい印象になりました。

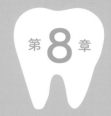

第 8 章

正しく食べて
きれいな歯並び

歯にいい
食べ物と食べ方は
心とからだも
安定させます

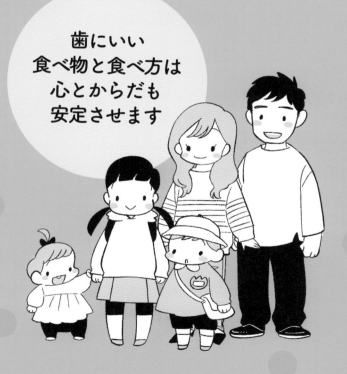

食べることは
歯を育てること

🦷 正しい歯並びをつくる三つのポイント

　この章では第４章で説明したバイオセラピーファンクションを最大限に活用して、正しい歯並びをつくる方法を具体的に説明します。

　ポイントは主に三つです。

　　ポイント１　前歯で咬むことで歯列の成長を促し、永久歯の叢生を予防する。

　　ポイント２　歯並びに悪い影響を与える習慣をつけさせない。

　　ポイント３　舌の正しい位置を身につけさせる。

　この三つを守れば、歯の位置を決める歯根膜が正しく機能して、きれいな歯並びに整えてくれます。逆にこの三つのうちどれか一つでもできていなければ、せっかく歯並びを治しても正しく機能しない口元に戻ってしまうこともあります。

　おうち矯正とは、子どもが正しい習慣を身につけるまで長い時間をかけて見守り、励ますことにほかなりません。そのためにも口の周りの機能と食べることとの関係をしっかり理解しましょう。

🦷 離乳食の食べさせ方

　なぜ前歯を使う咬断運動をしなくなってしまうのかを考えてみましょう。悪い習慣は赤ちゃんが離乳食を食べるときから始まっています。口元にスプーンを近づけると、赤ちゃんは本能的反射で頭を前に出して口を開け、スプーンにかぶりつきます。歯が生えていない時期は唇と舌を使って飲み込む練習をしています。歯が生えてくると歯と歯ぐきを使って咬む練習が加わります。

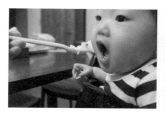 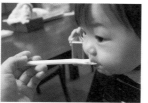

赤ちゃんが自分からスプーンにかぶりつくまで待ってあげましょう。

　このとき、**赤ちゃんが自分からスプーンにかぶりつくことがとても大切**なのです。しっかり口を閉じて食べ物を口に入れることで、反射的に前歯で咬むスイッチが入ります。これが咬断運動をするための訓練の開始なのです。

　ところが、多くのお母さんは忙しすぎて、赤ちゃんがスプーンにかぶりつくのを待っていられません。時間の節約のため、もしくは赤ちゃんに良かれと思って、赤ちゃんが口を開けた瞬間にスプーンを口の中に押し込んでしまいます。

　これでは赤ちゃんは口を開けて飲み込めばいいだけになってしまい、咬断運動を練習することができません。離乳食は栄養補給だけではなく、口と舌を上手に使うための訓練でもあるのです。スプーンを口に近づけたら、赤ちゃんが自分から口を開けてかぶりつくまで待ってあげてください。

🦷 離乳食期が終わったら

　1歳から1歳半ごろになると上下の前歯が生えそろい、手づかみで食べることができるようになります。歯ぐきでつぶせるくらいのやわらかい食材を手づかみで食べることで、赤ちゃんの目と手と口の動きがスムーズに連動するようになります。この時期に手づかみ食べをしっかり練習することが、のちにスプーンやフォークを使うための機能につながります。

食事が終わるころには顔だけでなく服も床も汚れてしまうかもしれません。手間はかかりますが、代わりにきれいな歯並びが手に入るなら安いものと考えるほうが得策です。汚すのもこぼすのも、この時期は当たり前と割り切って、自分から食べることが楽しくなるように励ましてあげましょう。

スプーンが使えるようになってからも口元は汚れます。**口の周りに食べ物がつくのは前歯がちゃんと使えている証拠**です。顔が汚れたら拭けばいいし、服が汚れたら着替えればいいのです。

栄養があって食べやすいからといって、毎回の食事が卵かけご飯や煮込みすぎた食材だけでは、飲み込むだけで咬む練習ができませんから気をつけてください。

「時間がないから早く食べて」という声かけは厳禁です。食べるのに時間がかかるのであれば食事の開始時間を早めましょう。

🦷 前歯で咬む食事とは

人は1日3回食事をします。1年は365日ですから1095食分です。加えて間食もしますから、食事の量は1年間で約1トン近くになります。それだけの量の食物を食べているわけですから、食べ方の習慣が歯や顔の筋肉に大きな影響を与えるのは当然のことです。

よく噛むことの目安として「一口で30回噛みましょう」と言われますが、この「30回噛み」は奥歯（大臼歯）ですりつぶす噛み方のことです。奥歯でしっかり噛むと大臼歯の歯根膜を活性化することになり、さらに唾液の分泌を促して消化を助けます。

一方、ほとんどの歯列不正は前歯できちんと咬めていないことが原因です。なぜなら、叢生のほとんどは前歯部に発症するからです。前歯で咬む咬断運動で前歯部の歯列を育成することが正しい食事のあり方です。つまり、**奥歯で30回噛む前に、まずは前歯で咬み切**

ることが正しい咀嚼ということになります。

　前歯で咬むためには食材の内容が大切です。子どもが手に持って食べられる食材がおすすめです。前歯で咬むことで一口分ずつ咬み切れるような大きさで、咬んだときに歯を支える歯根膜に刺激が伝わるような、硬すぎずやわらかすぎない食べ物が効果的です。

　具体的には、くし形に切ったリンゴや蒸した芋、海苔で巻いたおにぎり、唐揚げなどは、子どもも喜んで食べてくれます。口を大きく開けてかぶりついていること、そのとき唇にもしっかり力が入っていることをチェックしてください。唇に力が入ることで口輪筋が活性化するからです。

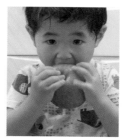
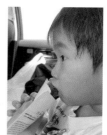

前歯で咬んでいるか観察しましょう

　咬み方を観察することも大切です。歯列の発育不全を改善して前歯がきれいに並ぶために、前咬みをする咬断運動は欠かせません。

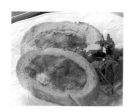

どれもおいしそうで栄養のある料理です。子どもが手に持って食べやすい工夫がされています。

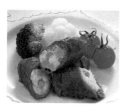
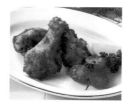
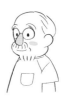

せっかく手づかみで食べられる料理を用意しても、食べるときに子どもが前歯を使っていないことがあります。よく観察してください。前歯で咬めていなければ歯列は発育しません。

　犬の歯並びを見たことがありますか？　犬の前歯は6本ありますが、小さすぎて咬み切る役には立たないため、最初から奥歯で噛んでいます。いわゆる横噛みです。もし子どもが同じような食べ方をしていたら、「犬と同じ食べ方だよ」と注意してあげてください。

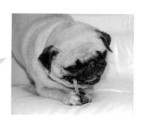

こんな食べ方をしていませんか？
咬み切るのに奥歯を使っていたら
犬と同じです。

前歯で咬めているか、歯を見ればわかります

　しっかり前歯で咬む咬断運動ができているかどうかは客観的にチェックできます。

　下あごの前歯は生えてきたときは先端にギザギザがあります。これを発育葉（はついくよう）といいます。発育葉は乳歯にも永久歯にもあります。**咬断運動がちゃんとできていれば、発育葉のギザギザがすり減って平坦になっているはず**です。

　乳歯が生えたら、発育葉が順調にすり減っているかどうかを観察してください。前歯でしっかり咬めていれば、通常は半年から1年くらいで変化が現れます。**1年以上経っても発育葉がはっきり残っている場合は咬断運動がうまくできていない証拠**です。そのままにしておけば歯列の発育不足で叢生になる危険性が高いでしょう。食材を大きめに切る、手に持たせて食べさせる、などの工夫をしてみてください。

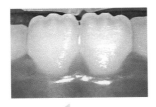

発育葉のある子どもの
前歯。

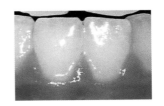

1年後、咬断運動によって
発育葉がすり減り、平らに
なりました。

発育葉のチェックは簡単にできます。毎月日にちを
決めて前歯の先端をスマホで撮影しておき、数か月
の変化を比べてみるのもいいでしょう。

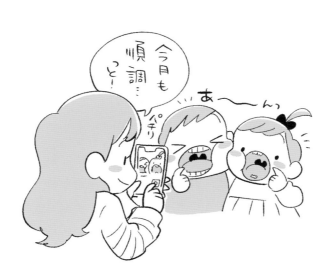

正しく楽しく
食事することが基本

🦷 正しく食べるとはどういうことでしょうか

　正しく食事をすることは歯だけではなく、顔の成長にも大きな影響を与えます。突然ですが、クイズです。

　鮎の写真です。どちらが天然でどちらが養殖でしょうか？

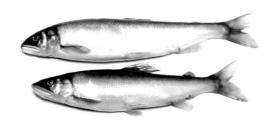

　答えは、上段が養殖の鮎です。上から落ちてくるエサを水中で食べているため上あごが発達しています。下段は天然の鮎です。岩に付いたコケをエサにしているため下あごが発達しています。魚でさえ、遺伝子が同じでも食べ方でこんなに顔が変わってしまうのです。食事の大切さが実感できます。

　では、どんな食事が理想なのでしょうか？

　子どもは給食を除いたほとんどの食事を家庭で食べています。最近は共働きの家庭が増え、食事を用意する時間ができるだけ少なくてすむようにさまざまな食材が売られていますが、家で食べればどんなものでも「わが家の味」です。何を選び、何を食べさせるかによって、子どもの顔がつくられていくのだという視点を忘れないようにしてください。

食べることで筋肉が活性化します

　子どもの顔は大人の顔の縮小形ではありません。正しい刺激を与える一方で、悪い癖をつけないように注意しながら、子どもの顔を正しい大人の顔に育成させるのは親の役目です。

　その中でもとくに重要なのが食事の習慣です。食事というと、どうしても栄養のバランスに目がいきがちですが、食事にはからだを使うという側面もあります。食事をするときはいろいろな筋肉を使いますので、からだの発育を促します。また、噛む刺激が歯槽骨に伝わることで歯列が広がります。

　食事をしているときの様子をサーモグラフィーで撮影すると、顔、首、胸部の表面温度が上がっているのがわかります（→巻末資料）。このことは、その部分の骨が成長に必要な刺激を受けていること、表情筋が活性化していることを示しています。正しく食事をとることは子どもを正しい大人の顔に成長させる基本なのです。

　なんでもおいしく食べるためにはお腹が減っていることも大切です。最近の子どもは外でからだを使うことが少なくなっていますが、からだを使って遊び回ればお腹が減り、食事がおいしくなります。サッカーや野球など、スポーツも有効です。できるだけからだを動かせる生活環境を工夫してみてください。

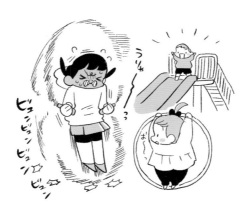

🦷 パンを食べるときの注意

　朝食はパン、という家庭が増えています。和食に比べてパン食は準備が簡単ですから、当然だと思います。

　では、パンとご飯では食べ方にどのような違いが出てくるかわかりますか？　栄養学的なことはひとまず置いておきましょう。

　答えは水分量の違いです。パンは焼くことで水分を飛ばした乾燥食品、ご飯はたっぷり水分を含ませて調理した食品です。

　パンは水分が少ないため、そのままでは食べにくいのです。奥歯でしっかり噛むことで唾液を分泌させてからでないと、うまく飲み込めません。じつはこの唾液の分泌が大切です。

　唾液の分泌量は一日に約1000〜1800cc、つまり一升瓶1本分近い量になります。炭水化物に含まれるデンプンや糖は唾液に含まれる消化酵素のアミラーゼによって分解されることで消化吸収されます。唾液には細菌を破壊するリゾチームという酵素も多く含まれるうえに、細菌がつくる酸を中和して歯を守るむし歯予防の作用があります。この他にも、食物を湿らせて嚥下が円滑におこなわれるようにする潤滑作用や、会話のときに舌や口唇の運動を円滑にする作用があります。**唾液の分泌を促すことはとても大切**なのです。

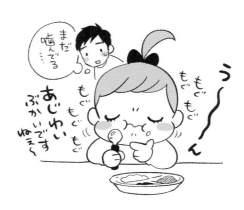

　朝ごはんをパンと牛乳などの飲み物とセットにしている場合は、よく噛まずに飲み物で流し込んでいないか、注意してください。時間がないからといって、食べ物をよく噛まずに飲みこんでしまうと、前歯も奥歯も十分に使えていないうえに唾液の分泌も不十分です。

　水分で無理やり流し込む食事法は水洗トイレのようなものです。パン食にかぎらず、食事のときにいつも水や麦茶などを用意する習慣があるようでしたら見直すことをおすすめします。水分の補給は食事が終わってからにしましょう。

　パンに比べるとご飯は水分を含んでいますからそのままでも食べやすいのですが、つい、お茶漬けにしたり味噌汁をかけていたりしませんか？　ご飯をかまずに飲み込む習慣はすぐにやめましょう。

　写真はフランスの課外授業中の昼食です。パン食文化の国の子どもは飲み物なしでパンを食べています。よく噛んで唾液を分泌させてから飲み込みます。高級なフレンチレストランでも食前に水は運ばれてきません。

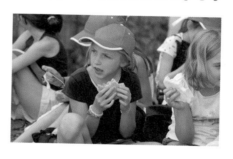

🦷 味覚は3歳までに決まります

　2013年に日本食がユネスコの無形文化遺産に登録されました。日本食はその土地の気候や風土に応じて長い時間をかけて完成されました。私たちは世界に誇れる食文化の中で育ってきたのです。

　家庭料理もできるだけ和食を意識することが健康のためにも重要です。とくに五つの基本の味（甘み・酸味・塩味・苦み・うま味）のバランスを考えましょう。

　味覚は3歳までに決まると言われています。少なくとも3歳まで

はできるだけ薄味に慣れさせてあげましょう。最近はスーパーやコンビニで便利なおかずが売られていますが、塩分の強いものが多いので注意してください。減塩は健康のためにも大切です。味付けは薄味にしてダシのうま味を感じられる味覚を育ててあげましょう。

　コロナウィルスの深刻な副作用として「味覚や臭覚が感じられなくなり、なにを食べてもおいしくない」という訴えがあります。普段はあまり意識していなくても、味覚は生きている実感を得るための大切な要素であることがわかります。

　最近は食育ブームですが、食育で大切なのは栄養だけではありません。「おいしい」と感じながら食べることは、体にとってだけでなく心の栄養にもなります。「まずい」と感じると吸収される栄養も減ってしまいます。できるだけ家族で一緒に「おいしいね」と言いながら食べましょう。それが食育に通じるのです。

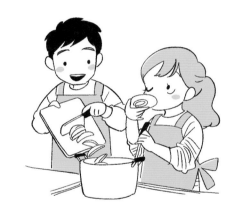

🦷 嫌いな食べ物は一工夫

　ニンジンやピーマンが嫌いという子どもに「好き嫌いしないで食べなきゃだめ」と無理に食べさせるとよけいに苦手意識が生まれてしまいます。偏食の始まりです。

　子どもの味覚は大人と違います。食べないのは子どもがおいしいと思えないからです。カレーやシチューに入っているニンジンがたまたま口に合わないだけで、野菜スティックのニンジンなら食べるという子どももいます。ニンジンに限らず、セロリやダイコン、キュ

ウリなどもスティックにして、何も味をつけずに食べてみてください。砂糖の甘さとは違う野菜の甘さを体験することで味覚がリセットされます。スティック状の食材は咬断運動もできて一石二鳥です。

とくにピーマンは独特の苦みがあるため子どもは苦手のようです。緑色は植物界では「熟れていない食べ物」のしるしですので、本能的に嫌われている可能性もあります。形が似ていて赤や黄色が鮮やかなパプリカから慣れさせてはどうでしょうか。生のままでも甘くておいしいので食べやすいはずです。パプリカの味が好きになってからピーマンに挑戦すればいいのです。ピーマンは種を丁寧に取って細かく切れば苦みはなくなります。

ベランダなどの狭いスペースでも小さなプランターを置いて、ピーマンやニンジンなどの野菜を子どもと一緒に育ててみましょう。自分で成長を見守ってきた野菜ならば、喜んで食べるはずです。最近は家庭菜園用の品種もいろいろ揃っています。

ささいなきっかけで好き嫌いが始まることもあります。トマトが好きだった子どもが、ある日から突然トマト嫌いになりました。原因は口内炎ができたときにトマトを食べたことです。その経験から、「トマトは痛い食べ物」と刷り込まれたのでしょう。家庭菜園でミニトマトを栽培し、自分で採って食べるようになってからは、またトマトが好きになりました。

口内炎ができると食事が苦痛になってしまいます。できるだけ早く治してあげてください。薬の副作用で口内炎を発症することがあります。薬局で薬をもらうときに確認してみてください。

好き嫌いの克服は
工夫次第

自分で料理すれば喜んで食べてくれます

　好き嫌いの克服にもっとも効果があるのは、**子どもと一緒に朝食や夕食を作る**ことです。子どもは家族と一緒に作った食事を食べるのが大好きです。この作戦は時期が大切です。好き嫌いが定着する前に、そして子どもが料理を作ることに関心が向いている時期に始めましょう。食材の好き嫌いを覚える前に、いろいろな食材で料理を作れば好き嫌いはなくなります。

　東京ガスの調査では、子どもが料理に関心を持ち始めるのは小学校に入学する前の4歳から6歳にかけてが多いようです。もし子どもが一緒に作りたがるようでしたら、一週間に一回でもいいのでお手伝いをお願いしてみてください。

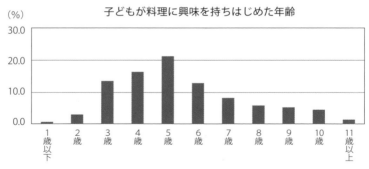

子どもが料理に興味を持ちはじめた年齢

出典：東京ガス　都市生活研究所　都市生活レポート「親子料理の意識と実態 2014」

　子ども用のエプロンやタオルを用意して、料理の前には手をきれいに洗うことと、ケガやヤケドをしないように気をつけなければいけないことを教えてあげましょう。

　最初は野菜を洗ってもらうだけでも十分です。包丁を使わなくても、野菜をちぎることはできます。自分でちぎったピーマンが入っている野菜炒めなら、きっと喜んで食べてくれるでしょう。

🦷 食事に対する感謝の心を育てましょう

　食育の基本は「いただきます」と「ごちそうさま」から始まります。
　「いただきます」は人間が他の生命を食べることで命をつないでいることに対する感謝の気持ちです。「命をいただく」相手に両手を合わせているのです。
　「ごちそうさま」は自分が食べた食事のために食材を集め、調理してくれたことに対する感謝の気持ちです。お米であれば、お米を作った人やそれを運んだ人、売っている人、買ってきて調理してくれた人すべてに対して、走りまわったことを意味する「馳走」に「御」と「様」をつけて「御馳走様でした」と頭を下げるのです。
　食事のたびに手を合わせて挨拶をすることで、食べることへの感謝の気持ちが生まれます。

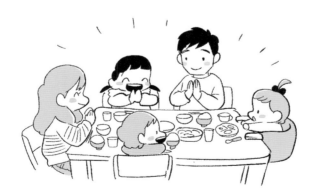

　近年は「こしょく」（孤食・個食）が問題にされています。けれど、社会環境の変化や家庭の事情は仕方ないものです。環境にかかわらず子どもが食事に感謝する心を育ててあげてください。

食事に対して感謝を捧げるのは日本だけではありません。多くの国では食事の前に、食事を与えてくれた神様に感謝を述べます。「ごちそうさま」があるのは日本だけのようです。食材と作ってくれた人への感謝の気持ちを口にする風習は日本人の特性を表しています。とても謙虚で美しい所作だと感じます。

　もし「いただきます」「ごちそうさま」がおろそかになっているようでしたら、ぜひ見直してください。

　ごはん粒を残したときも、「一粒も残さず食べなさい」と叱るのではなく、「すみっこで残っているごはん粒がさびしがっているよ」と視点を変えて言ってみてください。

🦷 花粉症と食物アレルギー

　子どもが嫌いな食べ物の中にアレルギーが含まれていることがあります。おうちの方はよく観察して単なる好き嫌いではないことを見抜いてあげてください。

　果物や生野菜を食べたときに「口の中がピリピリする」と訴える子どもがいます。**口腔内アレルギー**です。言葉がしゃべれる年齢であっても、不快な症状をうまく表現できない子どももいますから、口腔内アレルギーや食物アレルギーにはとくに気をつけてください。

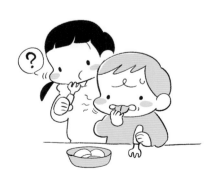

　食物アレルギーのトップ3は鶏卵・牛乳・小麦です。バナナやピーナッツ、ソバにアレルギーのある子どももいます。年齢によってもアレルギー食品は変わってきますので注意してください。

　食物アレルギーは花粉症とも関係があります。花粉症になるのは、体内に花粉のアレルゲンに対する IgE 抗体があるからです。生野菜や果物のアレルゲンは花粉のアレルゲンと構造が似ているため、IgE 抗体が反応して口腔内でもアレルギーが起こることがあります。

　スギ花粉症にはトマト、シラカバ花粉症にはリンゴ・モモ・サクランボ、イネ科の花粉症にはトマト・スイカ・メロン・オレンジなどが反応しやすいので注意してください。また、子どもはぎんなんを食べすぎると中毒症状を起こします。

　加工食品には、食品表示法に基づき、栄養成分、原材料、添加物の表示の義務があり、2022 年 4 月からは原材料の産地国の表示も義務化されました。下の表に年齢ごとに注意が必要な食物アレルギーをまとめましたので参考にしてください。

	1位	2位	3位	4位	5位
0 歳	鶏卵	牛乳	小麦		
1 歳	鶏卵	魚卵	牛乳	ピーナッツ	果物
2〜3 歳	魚卵	鶏卵	ピーナッツ	ナッツ類	果物
4〜6 歳	果物	鶏卵	ピーナッツ	そば・魚卵	
7〜19 歳	甲殻類	果物	鶏卵・小麦		そば
20 歳〜	小麦	魚類	甲殻類	果物	

食事が遅い子どもには理由があります

🦷 奥歯で噛んでいないと飲み込めません

食事の食べ方についての相談もよく受けます。

「うちの子は食事の時間が長くて困ります」「前歯でうまく咬み切れません」「食べ終わる前に噛むのに疲れてしまうので小食です」といった悩みが多く聞かれます。

ほとんどの原因は離乳期にあります。やわらかい食事から大人の食事に移行する際の練習が足りなかったのです。

飲み込むときの舌の使い方がうまくできない場合や、咀嚼に問題がある場合も考えられます。舌の前半部（小臼歯のあたり）に食べ物をのせたまま、いつまでもクチャクチャ噛んでいる子どももいます。

小臼歯は食べ物を粉砕するための歯です。そのため、小臼歯に接している舌の部分には食べ物を動かすための神経しかありません。飲み込むための反射が起こらないように抑えられているのです。試しに、食べ物を小臼歯で噛んでみてください。チューインガムを噛んでいるのと同じで、いつまでたっても飲み込めないはずです。

食材はしっかり奥歯で噛むように指導してあげてください。奥歯で噛むことで食材がすりつぶされ、唾液の分泌が促進されて、食べたものがペースト状になります。奥歯に接する舌の部分には舌咽神経などが分布していて、この神経に食材が触れると嚥下反射が起こるようになっているのです。

食べ物が飲み込みにくい、滑舌が悪くなる、口の中が乾く、むせやすい、食べこぼしをすることがある、などの症状があれば口腔機能不全の疑いがあります。

🦷 水洗式食事の弊害とは

　森と林の違いをご存じでしょうか？　樹木が自然に生えている状態が森で、人の手が加わっているのが林です。歯列にたとえると、おうち矯正で時間をかけながら歯並びを育てるのが森、床矯正治療で歯列を拡大するのが林といえます。抜歯矯正は見えるところだけきれいに植えてある庭園というところでしょうか。

　できるだけ歯科医師が手を加えず、子どもが本来持っている自然の力で歯列を正しく育ててあげましょう。そのためには歯並びの摂理を理解して環境を整えてあげることが必要です。すでにご説明したように、歯は、頬筋が内側に、舌筋が外側に押す力のバランスで並ぶ場所が決まります。

　子どもの永久歯の奥歯は、上あごは外向きに、下あごは内向きに傾斜して生える傾向があります。外向きや内向きに生えた歯を正常な位置に戻すのは舌と頬筋の力です。位置異常が発症する原因は舌と頬筋の力が足りないからです。下あごの奥歯が内向きになる理由は舌筋が弱く、上あごの奥歯が外向きに生えるのは頬筋の力がないせいです。

　では、なぜ舌筋が弱いのでしょうか。それは奥歯でしっかり噛んでいなかったことが原因です。食事のときによく噛まずに、食べたものを水分でのどに流し込む水洗式の食事をしていたからと考えられるのです。

🦷 傾斜した奥歯のおうち矯正

　水洗式食事の弊害で曲がってしまった歯列を床矯正治療で治すには、写真のように歯に金属のスプリングを装着します。歯の生えていない場所に装着するには歯肉を切

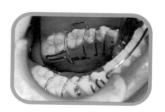

る必要があります。考えただけで痛そうですね。

　傾斜した上下の歯が噛み合う前ならば、おうち矯正で治せます。そこで子どもに、「わざわざお金を払って痛い思いをして装置をつけるのと、食事のときに水を飲まないでしっかり奥歯で噛むのと、どっちの方法を選ぶ？」と聞き、選んでもらいます。どの子どもも「歯肉を切るのは嫌だから、ちゃんと奥歯で噛みます」と答えます。

　おうちの方には、食事中はお味噌汁以外の水分は出さないことを徹底してもらいます。写真の子どもも、痛い思いをしなくてすむようにと一生懸命に噛んだのでしょう。1年後には舌筋に力がついて、内側に傾斜した奥歯を舌筋が外側に押すことで正常な歯列になりました。

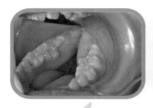
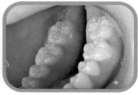
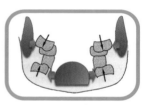

鏡に映った奥歯の写真です。内側に大きく傾いています。

1年のおうち矯正の後、奥歯はきれいに並びました。

歯は舌と頬筋の力のつり合った場所に並びます。

ほとんどの人は生まれつき正常な歯列を持っています。悪い癖をつけず、正しい食生活をして、正しく機能していれば、不正咬合は発症しません。不正咬合の患者さんも、悪い癖を直して正しい食生活をすれば、からだの機能が働いて正常な歯並びに戻してくれるのです。
これが、森の成長を見守るバイオセラピーファンクションの治療法であり、おうち矯正の極意です。

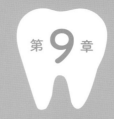

第 9 章

悪い顔をつくる
習慣に注意

どのように
噛んでいるかで
顔つきが
変わってきます

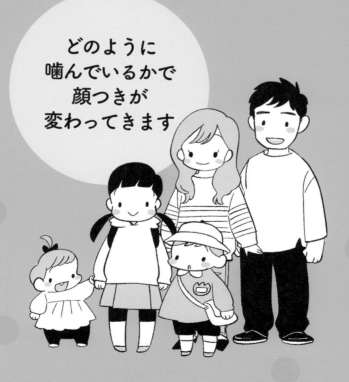

からだのバランスが悪いと
あごに負担

🦷 関節の役目と重力の関係

　私たちはふだん、地球の重力をとくに意識することなく生活しています。けれど実際には、潮の満ち引き、物が重さをもつことなど、環境のすべてに重力が影響を与えているのです。

　もちろん人間のからだも重力の影響を受けています。からだの重心はつねに地球の重力とつり合っている必要があります。このバランスが少しでも崩れればからだは倒れてしまいます。人間のからだには約200の関節があり、それぞれが特有の役割を分担することで、複雑な動きを可能にしてくれています。私たちがからだの一部を動かすたびに重心が変化するのですが、このときも関節がからだの重心と地球の重力のバランスをうまく調整してくれているおかげで倒れずにすんでいるのです。

　ところが、いつもからだの重心が傾いていると、重力に負けないために逆方向からの力が加わり続けることになります。本来は不要なはずの力がかかってしまうため、悪い習慣につながり、からだがゆがんでしまいます。

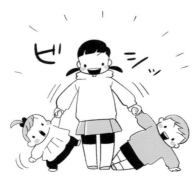

🦷 あご関節に負担がかかりやすい理由

　からだの一番上にある関節はあごの関節です。地面から離れるほどバランスをとるのはむずかしくなりますから、**全身のバランスを最終的に決めるのはあごの関節**なのです。転びそうになったときに思わず歯を食いしばったりするのもそのためです。あご関節に負担がかかりすぎると関節症になる危険もあります。

　頭の重さは約５キロあり、ボーリングの球とほぼ同じ重さです。子どもでも３キロ以上の重さがあります。これだけの重い頭を支えなければならないため、悪い姿勢が習慣になってしまうと、関節に無理をさせることはもちろん、全身にさまざまな問題が起こります。

　頭だけがいつも傾いていると、バランスをとるために頬杖をついたり腕で支えたりする癖がついてしまいます。それにより、頭の重さがあごや歯列に加わって変形が起こるのです。

　からだの中では唯一、下あごと舌はどこにも固定されていないため、いつも不安定です。不安定なために悪習慣の原因になりやすいのです。

🦷 からだのゆがみを見逃さないで

　骨盤、つまり腰がからだのバランスの基本です。骨盤の上には脊柱がのっています。横から見ると脊柱はＳ字型に彎曲しています。彎曲することでからだにかかる重力を分散させているのです。

　からだのゆがみは多くの場合、骨盤のゆがみから生じます。

　骨盤が曲がっているとその影響で頭の重心が傾き、重力とバランスをとるために頬杖をついて補正するという悪い癖ができてしまいます。つねに頬杖をついていると、５キロもある頭の重みを受けることで、あごや歯列が変形してしまいます。その結果、顔の形が左右非対称になってしまうのです。

悪い姿勢 　　正しい姿勢

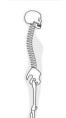

骨盤のゆがみ　猫背　反り腰

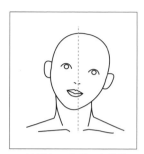

首が左に曲がった状態

🦷 頬杖は顔を変形させます

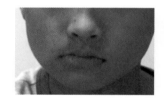 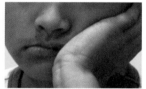

　頬杖が原因で臼歯の交叉咬合になった男の子です。顔が傾いている上に左右が非対称です。骨格性に移行する混合歯列後期の前までに治すことが必要です（→114頁）。

（→114頁）

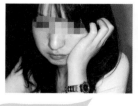 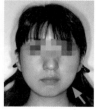

レントゲン写真でも左右のあごや関節などの形が非対称になっています。顎関節症を発症させる可能性があります。

いつも左手で頬杖をついていました。

あごの骨が左側に傾いて変形してしまいました。

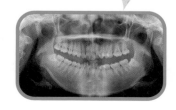

　成人の例です。骨格性になってしまうと、外科矯正か美容整形で
なければ治せません。悪い癖がつかないように、よく観察して注意
してあげてください。

　頬杖のせいで女性のあご関節が変形してしまい、顔貌やレントゲ
ン画像でもあごの骨は左側に傾いて変形しています。ここまでくる
とかむ力が均等に分散されず、部分的に過剰な負荷がかかります。
放置すると、あごや顎関節に炎症が生じる危険があります。

🦷 頬杖は歯列も変形させます

　頬杖は歯列にも影響を与えます。写真の男の子は上あごに両手を
あてて頬杖をする癖がありました。頭の重さが歯列にかかったせい
で上あごの歯列がゆがみ、奥歯全体が内側に傾いてしまっています。
馬の鞍に似た歯列なので、鞍上型の歯列といいます。

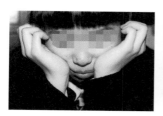
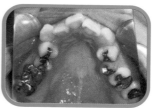

　別の男の子は下あごを両手で支える頬杖の癖がありました。この
場合は下あごの奥歯全体が内側に傾斜してしまいます。

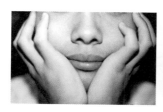
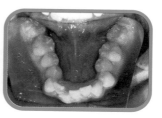

読書が好きな子どもだと、布団の上にうつぶせになって、あごを枕にのせて本を読むことで、下あごが後退します（→ 99 頁）。椅子に座って読むように注意してあげてください。

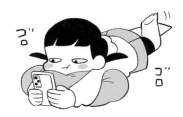

　その他にも、寝るときにいつも左右どちらか一方を下にする癖があると、頭の重さであごが変形してしまうことがあります。うつぶせ寝の癖がある場合も同様です。ただ、子どもは寝ているときによく動きますから、一定の力が長時間加わることは少ないでしょう。
　どうしても心配であれば、寝てすぐと、夜中と朝方に姿勢をチェックしてあげてください。

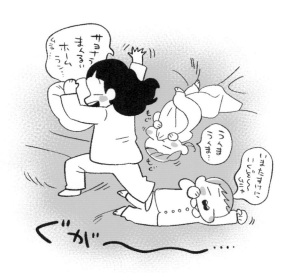

かむ位置の違いで
顔つきが変わります

🦷 おうちで実験してみましょう

　くり返しになりますが、**前歯部の歯列を育成する**ことがおうち矯**正のポイント**です。歯根膜をつうじて、かむ力とかむ方向と下あごの位置を決定することで、前歯の歯列に発育刺激を伝えます。

　前歯で咬むことと奥歯で噛むことの違いがわかる実験をしてみましょう。おうちでもやってみてください。

　弾力のある油性のビニールチューブを用意します。チューブを前歯と奥歯それぞれで噛んだときの下あごの位置を確認しましょう。食べ物を咀嚼するとき上あごは動きません。動くのは下あごだけです。チューブを奥歯で噛んだとき、下あごは引っ込みます。これは小さく切った食材をすりつぶすための動きです。チューブを前歯で咬んだとき、下あごは前に出ます。これは大きな食材にかぶりつくための動きです。

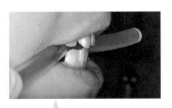

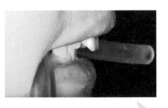

チューブを前歯で咬んでいます。下あごが前に出ています。

チューブを奥歯で噛んでいます。下あごが引っ込みます。

169

前歯の歯根膜に刺激を与えるためには大きな食材を与えればよいことがわかります。それだけで前歯の歯列に刺激が加わり、永久歯の土台となる歯槽骨と歯列が成長していきます。

🦷 下あごが引っ込むと相対的に出っ歯になります

　前頁の写真左ではチューブを犬歯のあたりで咬んでいます。食材が大きいときはこのように上下の前歯が合わさって咬み切ろうとするので下あごが前に出ます。

　写真右はチューブを奥歯だけで噛んでいます。下あごが引っ込んでいることがわかります。食材が小さいと奥歯だけしか使いません。この場合はいくら噛んでも前歯には刺激が伝わりません。

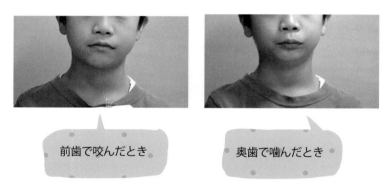

前歯で咬んだとき　　　　　奥歯で噛んだとき

　チューブを外して顔を比べてみましょう。前歯を使った咬み合わせを再現してもらった顔が左の写真、右は奥歯で噛んでいるときの顔です。右の写真では下あごが引っ込み、あご全体が小さく萎縮して見えます。いつも下あごが引っ込んでいると相対的に上あごが出て見えるため、アングル2級の出っ歯になります（→91頁）。

🦷 子どもに将来の顔を選ばせましょう

　横顔も比べてみましょう。下あごの位置で顔の印象がかなり変わります。最近は顔が小さいことを喜ぶ風潮がありますが、下あごが引っ込んでしまうと顔全体のバランスが崩れて貧相な印象の顔になります。あごのラインにシャープさがなくなり、もっさりします。

　前歯で咬むのが苦手な子どもには、このように写真を撮って「前歯で咬んだときと奥歯で噛んだとき、どっちの顔がいい？」と比較させましょう。前歯で咬むと結果的に顔が変わる事実を本人が知ることが大切です。顔が変わると知れば子どもも本気になります。

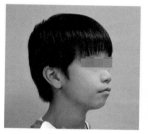
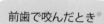
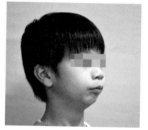

前歯で咬んだとき　　　　　奥歯で噛んだとき

　歯列を広げるためにも、そして美しいあごを育てるためにも、前歯で咬む習慣は欠かせません。子どもにどのような食事を与えるかによって、歯並びだけでなく、顔の成長にも影響が出るのです。

片噛みは
からだのゆがみの原因

🦷 左右の歯が同じように使えていますか?

　左右の奥歯で均等に噛むことも大切です。片側だけで噛んでいると口輪筋や頬筋の発達に偏りができて、左右非対称の顔立ちになってしまいます。

　口輪筋が正常に使えているかどうかは簡単なチェックでわかります。唇を左右に動かしてもらい、同じように動くかを観察します。正常ならば口は左右に同じように動かせます。下の写真のように動けば合格です。

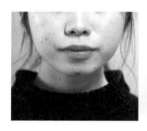 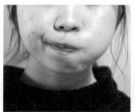 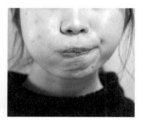

　次に、舌を出したままで同じ動きをしてもらいます。写真のように左右対称であれば合格です。

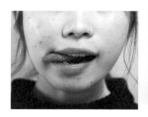 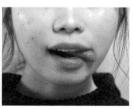

　もし非対称でしたら、対称に動くように練習をしましょう。

🦷 左右均等に嚙めていないとどうなる？

左右の動きに差があるとどうなるかを見てみましょう。

この女の子は左側の口角はきれいに上がりますが、右側はうまく上がりません。途中で動きが止まってしまいます。右側で嚙めていないため口輪筋が発達不足なのです。

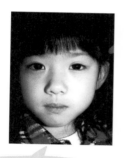
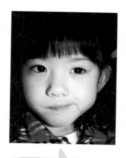
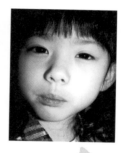

普段から左右の顔が非対称です。

左側の口角はきれいに上がります。

右側の口角はうまく上がりません。顔全体が曲がってしまいます。

いつも左側だけで嚙んでいるため、左側の筋肉が右側より活性化していて咬筋が発達していることが写真からもわかります。

右側の咬筋が未発達なため、一見すると顔が右側に傾いているように見えます。実際に顔が曲がっているかどうかは両目を直線で結んだときに唇の線と平行になっているかどうかチェックします。

この女の子の場合は平行ですから骨格のズレはないことがわかり

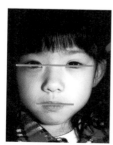

ます。右側の咬筋が使われていないために頬が垂れてしまっているせいで顔が曲がって見えるのです。

同様のチェックは、硬い材質でできた棒などを嚙んでもらい、両目をつないだ線と並行になっているかどうかを見てもわかります。

173

🦷 片噛みのチェックをしてみましょう

　顔つきが左右非対称の場合、原因が頬杖などの外部の力によるものか、片噛みによる機能性の問題なのかは観察が必要です。

　食べ物を咀嚼するときに使う筋肉は咬筋と側頭筋の二つです。指で触って筋肉の動きを調べることで片噛みのチェックができます。

　側頭筋はこめかみに指を当てて噛めば動きを観察できます。

　咬筋は下あごの曲がった角（エラ）のところに指3本を当てます。普通に噛めば薬指と中指が動きます。強く噛みしめると咬筋の深部にある筋が動くので、人差し指まで動きます。人差し指が動くように食材をしっかり噛みましょう。

　噛んだときに筋肉が左右均等に動くかもチェックしてください。均等でなければ片噛みをしています。

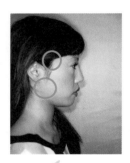

調べるのはこの
2か所です。

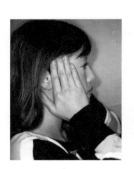

こめかみに指を当てて側頭筋をチェックします。

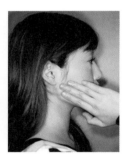

下あごに指3本を当てて咬筋をチェックします。

🦷 片噛みはからだのゆがみにつながります

　この女の子は左の頬が上がって顔つきが左右非対称です。左側ばかり使って片噛みをしていたせいで、右側の咬筋の発達が悪く、右側の頬がたるんで見えるのです。

襟元を観察してみましょう。丸首のシャツは左側が大きく開いています。からだが左に傾斜していて、左肩が落ちているからです。

ショルダーバッグをいつも同じ側の肩にかけていませんか？　傾いている側の肩にかけるとバッグがずり落ちてしまうためです。スカートの裾の長さが左右で違うことからもからだの傾きの癖がわかります。

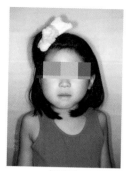

初診時

こうしたことは一般に骨盤のゆがみが原因と考えられていますが、片噛みが原因でからだのゆがみが起こることもあります。筋肉は全身のバランスで成り立っていることを忘れてはいけません。

片噛みの原因を考えてみましょう。

片噛みをしていると、歯根膜がいつも噛んでいる側にしか指示を出さなくなってしまうのです。使っていない側で意識的に噛むように

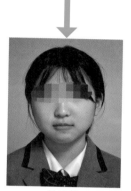

治療後

すれば、使われずに眠っていた歯根膜が活性化して均等に噛めるようになります。

さきほどの実験で使ったビニールチューブを噛んで歯根膜に刺激を与える方法もあります。ふだん噛んでいない側にチューブをはさみ、１日２回、５分ずつ噛む練習をします。

この女の子には右側で噛むように指示をしたところ、６年後には顔が左右対称になりました。からだの傾きも改善しています。

あいうべ体操

口呼吸を鼻呼吸に改善するには「あいうべ体操」がおすすめです。「あいうべ体操」は著者と親好のある内科医の今井一彰先生が考案した口の体操です。

①「あー」と口を大きく開く

②「いー」と口を大きく横に広げる

③「うー」と口を強く前に突き出す

④「べー」と舌を突き出して下に伸ばす

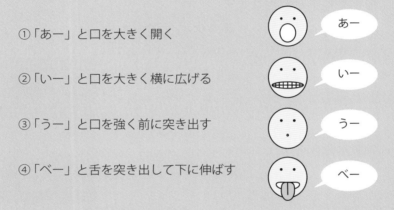

①～④を1セットとして、食後に10セット、一日30セットを目安に地道に続けると、舌力がついて自然に口を閉じることができるようになります。

上記の説明は今井先生が院長を務める福岡市みらいクリニックのウェブサイトから転載しました。今井先生は口呼吸が患者さんの健康状態を悪くしていることに気づき、口呼吸をやめることがアレルギーや自律神経の改善にもつながると指摘しています。

筆者の実施結果では、口呼吸の他に、低位舌の改善、気道の拡張が確認されました。

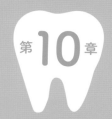

第 10 章

からだのゆがみと
歯並びの関係

正しい呼吸で
からだのバランスを
整えましょう

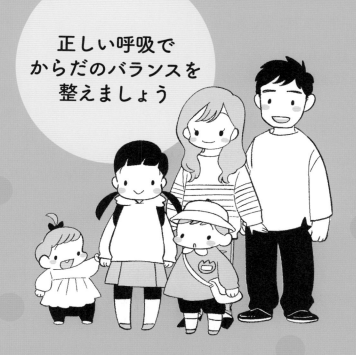

猫背を治しましょう

🦷 猫背になっていませんか?

　最近気になるのは猫背の子どもが多いことです。猫背はからだの
バランスを崩している状態で、健康を脅かす危険な姿勢です。

　背骨は24個の脊椎骨が連なって緩やかなS字型をしています。
S字状になっているおかげでバネのようにしなり、歩くことからく
る衝撃を受け止めて分散させるのです。

　背骨のどの部分が曲がるかによって猫背は3種類に分けられま
す。首だけを突き出した状態で首の脊椎がゆがんでいるのが**首猫背**、
背中が丸まって胸部の弯曲が崩れたのが**背中猫背**、腰が曲がってい
るのが**腰猫背**です。背中猫背の原因は、ぺったんこ座り(→189頁)や、
椅子の前座り、足が床についていない座り方が原因です。

　首猫背は肩こり・頭痛・首の痛みを、背中猫背は慢性腰痛や圧迫
骨折を、腰猫背は胃を圧迫して逆流性胃炎や便秘などの全身疾患を
引き起こしやすくなります。これらの猫背には関連性があり、子ど
もに多い首猫背が中高年になるにしたがって背中猫背、腰猫背へと
進行していきます。

🦷 子どもに多い首猫背

　首を突き出す首猫背は、からだの重心が足裏の後方に移動してし
まったために、重い頭部を前に移動させることで地球の重力とから
だの重心のバランスをとろうとすることで起こります。このタイプ
の猫背を治すためには首を後方に引っ込めたまま10秒ほど保つ練
習をしましょう。

　首猫背の原因の一つは重いランドセルです。教材の詰まったランドセルは子どもが背負うには重すぎるため、重心が不自然にかかとの方に引っ張られてしまいます。

　ランドセルの重さと地球の重力とのバランスをとるためには、首を前に出すか、上半身を前かがみにさせるかのどちらかです。前屈みの姿勢が習慣になってしまうと、頭はさらに前に、背骨はさらに後ろに移動してしまいます。

　この姿勢が癖になってしまうと、首、骨盤、膝にまで負担がかかり、成人してからも猫背の影響が残ります。加齢と共に痛みを感じることもあるでしょう。

　最近は小学生でもタブレット型パソコンを使うのでよけいに荷物が重くなります。重い荷物はランドセルに入れず、手荷物にして分けて持ちましょう。ランドセルの代わりになる、軽くて安くて耐久性にすぐれた布製の通学用リュックも販売されています。

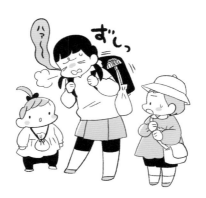

首猫背を治すには、こわばってしまった首の骨をほぐすように、ゆっくりと頭を後ろに1分間倒してみましょう。

猫背になっていないかチェックしましょう

まず、目をチェックしましょう。写真の
ように、黒目の下に白目が見えていません
か？　猫背のせいで頭が下がると上目使いに
なるので、黒目が上がって下の白目が見える
ようになります。顔貌にもよくありません。

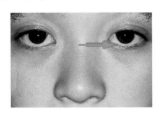

次にからだのチェックです。自然に立った姿勢で両手をダランと
下げます。下ろした手のひらがからだより前にあり、人差し指が親
指より前に出ていれば猫背です。正常な姿勢では手は太もも側にあ
り、親指がからだの正面を向くはずです。

首猫背は見た目の問題だけではありません。猫背で頭が前方に移
動すると気管を圧迫してしまうので息苦しくなります。そこで呼吸
しやすくするためにあごが上がってきてしまうのです。人間は一生
の間に６億回も呼吸をします。正しい姿勢で楽に呼吸をすること
が健康につながります。

猫背	正しい姿勢

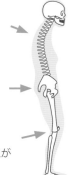

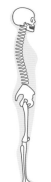

- 目つきが悪い
- あごが前に出る
- 背中が丸まる
- 胸が圧迫される
- お腹が出っ張る
- 骨盤後傾
- ひざが前に出る
- 肩・腰・ひざに負担が
  かかる

- スラッとしてスタイルよ
  く見える
- 目線が高い
- 呼吸が深い
- インナーマッスルが使え
  ている
- 歩くのがスムーズ

壁に背中をつけて猫背になっていないかチェックしてみましょう。後頭部・背中・腰が壁についていれば合格です。

からだの癖は 10 歳頃までに決まってしまいます。成人後に不調を起こさないためにも、猫背は早いうちに治しましょう。

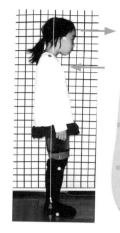

典型的な首猫背です。頭が前方に出てあごが下がっています。全身のバランスをとるために膝も曲がっています。

人間のからだは約 200 個の骨が関節でつながっています。猫背はからだのあらゆる関節に負担をかけてしまいます。

子どものうちに猫背を治しましょう

歯を使うことは噛む筋肉を使うことです。筋肉はからだ全体がつながって協調して動いていますので、噛むことは姿勢や呼吸の機能にも影響してきます。逆に言えば、**全身の機能が歯と歯並びにも影響する**のです。

猫背になると第一頸椎に負担がかかり、テコの原理によって噛む力は 3 倍も低下します。

猫背の改善にはからだを伸ばし、腰を強くすることが効果的です。雑巾がけにも同じ効果があります。最近の家は廊下が少なくなり、雑巾がけをする機会も減りましたが、足、腰、脊柱の正しい発

育を促す全身運動になります。雑巾が
けを実施している学校や幼稚園もあり
ます。教室がきれいになって猫背の予
防にもなるので、一石二鳥です。

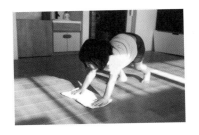

🦷 猫背は呼吸を浅くさせます

　相撲で行司さんが「はっけよい！」と声をかけます。「はっけよい」
の語源には諸説ありますが、著者は「吐く気（息）用意」からきて
いると考えています。からだを動かすためには呼吸を整えることが
大切なのです。

　猫背と正しい姿勢では、気道・咽頭の容量がどのくらい違うかを
測定してみました（→巻末資料）。

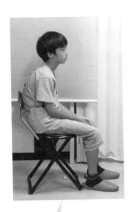
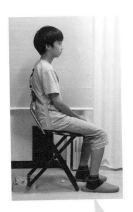

猫背の姿勢です。
骨盤が後ろに倒れて
います。

椅子の後ろを5センチ上げると
座面が前方に傾斜して猫背が改
善されました。

　猫背の姿勢では気道と咽頭が圧迫されているため、気道の総体積は 7.9cc、狭窄部の容量は 129.2㎟ しかありません。

　次に椅子の後ろを 5 センチ上げて前方に傾斜させ、猫背を改善した状態で測ります。背骨がまっすぐになると、気道・咽頭の総体積は 7.9cc から 17.3cc に、狭窄部の容量は 129.2㎟ から 306.1㎟ に拡大しました。

　猫背がいかに呼吸をしにくくさせているかがわかります。呼吸はからだの隅々まで酸素を供給しているのですから、子どもの成長にも大きくかかわってきます。

　写真を見ればわかるように、猫背は腹部も圧迫しています。これでは消化器官にも良くありません。いくら栄養のバランスに気を配った食事を食べていても、胃腸が十分に働かなければ栄養を取り込めません。

猫背で背骨が曲がっていると椎間板を圧迫します。大人になると椎間板ヘルニアやギックリ腰になったり、腰にも負担がかかります。

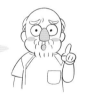

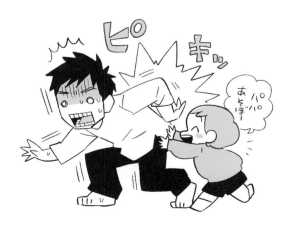

🦷 猫背を治すには正しい呼吸をしましょう

　猫背を治すためには、まず呼吸法を改善しましょう。呼吸は歯並びや噛む力にも影響します。

　おへそから指３本分下に丹田（たんでん）という場所があります。丹田はからだの重心で気の集まる場所です。**丹田を意識して呼吸することで背筋が伸び、自律神経を整えることができます。**

　両足をしっかり床につけて、またはあぐらをかいて座ります。丹田の内側を意識して息を吐き、丹田に入れた圧力を緩めないようにして、下腹を内側から押し出すように膨らませます。丹田に力を入れたまま、ゆっくり数回、大きく呼吸を続けます。これを毎日続けることで姿勢が改善します。

　当たり前のことですが、毎日続けることが治療です。

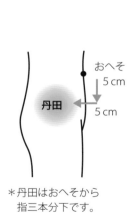

*丹田はおへそから
　指三本分下です。

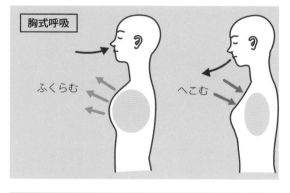

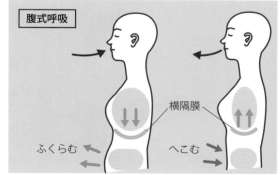

正しい歩き方を
しましょう

すり足になっていませんか?

　歩くときは重力とからだの重心が一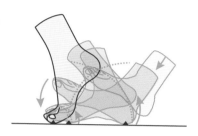
致していなければなりません。正しい
歩き方をするためには、まず地面に足
がぴったり接するように立ちましょ
う。歩くときはかかとから先に地面に
つけます。前足に重心が移ったら、後
ろ足の指関節を曲げてしっかり地面を
蹴って歩きます。

　すり足で歩く子どもが増えていま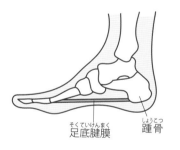
す。すり足で歩くと足の指が使えてい
ません。足の指でしっかり蹴って歩い
ていないと、体がふらつき、重心は不

足底腱膜（そくていけんまく）　踵骨（しょうこつ）

安定になります。足の指の力がないことは、やがて膝や股関節に悪
い影響を与えます。

　成人になっても歩くときに足の指を使えていないと、足の裏が
突っ張ってつることがあります。足底腱膜炎（そくていけんまくえん）によりケイレンを起こ
してしまうのです。

　すり足は猫背の原因にもなります。足が地面についていないと、
からだが不安定になり、どうしても前方に傾斜してしまいます。こ
うなると重力とからだの重心のバランスをとるために猫背になって
しまうのです。

🦷 すり足を治しましょう

　子どものすり足をおうちで治しましょう。

　まず、すり足かどうかをチェックします。裸足でまっすぐ立たせたときに足の指が床から離れていればすり足です。

　次に、履いている靴を観察しましょう。靴のかかとだけがすり減っている場合はすり足です。歩くとき、足の指に力が入っていますか？

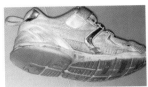
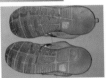
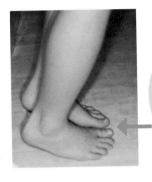

指が浮いています。

　すり足を治すには、タオルを使います。椅子に腰掛けて裸足の下にタオルを敷きます。足の指に力を入れてタオルをぎゅっと握り、少しずつ後ろに下げる訓練をしましょう。大人にもおすすめです。

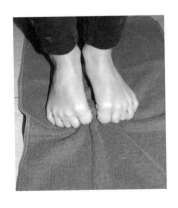
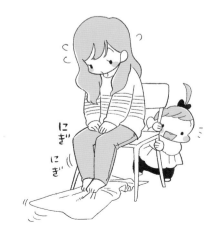

にぎ
にぎ

正しい座り方を
しましょう

🦷 高すぎる椅子は猫背の原因になります

　食事のときや勉強するときなど、高すぎる椅子を使っていませんか？　足がぶらぶら浮いていると猫背の原因になります。床と足の間にすき間がある場合は、踏み台などをはさんで足の裏がしっかりつくようにします。膝は90度に曲げます。

　テーブルや勉強机とからだの間はこぶし一つ分空けましょう。机との距離が離れすぎていると猫背になります。勉強をしているときや本を読んでいるときも夢中になると猫背になりやすいので、ときどき様子を観察してください。

　猫背になりやすい子どもには椅子の後部を5センチほど高くして座面を前に傾斜させます。この状態の方が座りやすいはずです。重心のバランスをとるため上半身は自然と後方に移動します。

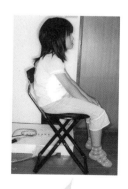

猫背の姿勢です。足が浮いています。

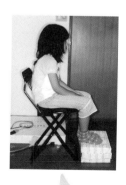

補助板を踏んでもらいましたが猫背は改善されていません。

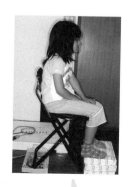

椅子の後ろを5センチ上げると猫背が改善されました。

🦷 机に向かうときの正しい座り方

　正しい椅子の座り方です。背中は背もたれにつけて、足はしっかりと床につけ、膝は90度に曲がるように椅子の高さを固定しましょう。からだと机の間は握りこぶし一つ分を空けて座りましょう。

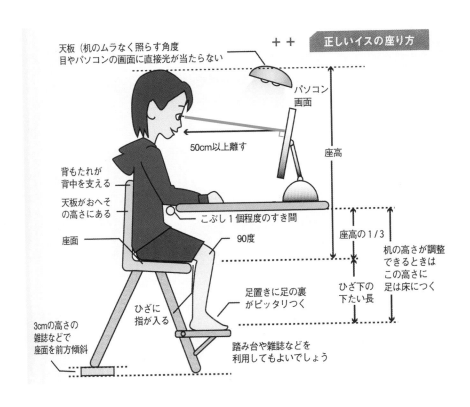

天板（机のムラなく照らす角度
目やパソコンの画面に直接光が当たらない

＋　＋　　正しいイスの座り方

パソコン
画面

50cm以上離す

座高

背もたれが
背中を支える

天板がおへそ
の高さにある

こぶし1個程度のすき間

座面

90度

座高の1/3

机の高さが調整
できるときは
この高さに
足は床につく

ひざ下の
下たい長

足置きに足の裏
がピッタリつく

ひざに
指が入る

3cmの高さの
雑誌などで
座面を前方傾斜

踏み台や雑誌などを
利用してもよいでしょう

　現在の教育現場ではタブレット端末を使用する機会が増えてきました。タブレットを机に寝かせて使用すると猫背になります。また、タブレットを立てて使用した場合も、位置が低いと猫背になります。タブレットの位置が目の高さになるよう工夫して使いましょう。

　スマホを見るときも、スマホを持った手の肘を反対側の手で支えるようにして高い位置で見ることが推奨されています。

床に座るときの正しい座り方

　畳やフローリングに直接座る場合も座り方に気をつけましょう。

　写真のようにお尻を床につけたぺったんこ座りをしている子ども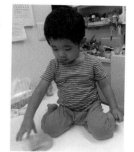が多く見られます。この座り方は姿勢が不安定で猫背になりやすいので良くありません。

　もちろん体育座りも正しい座り方ではありません。

　床に座るときの理想は正座です。膝の間が離れていてもいいので、ふくらはぎにお尻をのせる座り方ができるように教えてあげてください。

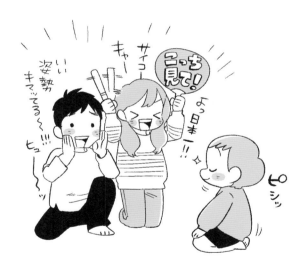

礼法での正座は、ふくらはぎとおしりの間に紙一枚分のすき間を空けて浮かせるのが正式な座り方です。子どもにここまで要求するのは無理でしょうが、腰を浮かせると足がしびれません。

からだはすべて
つながっています

🦷 股関節の働きをチェックしましょう

　大人になって腰の痛みに悩む方は多いですが、要因は子どものときから始まっています。すでに問題があるかどうかチェックしてみましょう。

　整形外科のパトリックテストの変法です。整形外科では寝た体勢でおこないますが、座ったままでもできます。

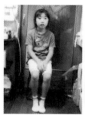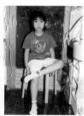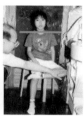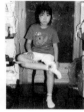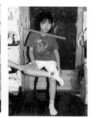

　椅子に座り、片足のかかとをもう一方の膝の上に乗せます。膝を押してみてからだが傾くかどうかを調べます。

　写真の女の子は左膝を押してもからだは傾きません。左の股関節は正常に可動している証拠です。ところが右膝を押すとからだが傾きます。右の股関節が可動できないからです。このまま放置していると将来さらに大きな問題が起こる可能性があります。

　骨盤に問題があることがわかったら、整形外科か整体に行って股関節の治療を依頼してください。成人になると治すのが大変です。

　せっかく早くわかったのですから放置してはいけません。からだも歯も、放置すれば悪いところはさらに悪化します。子どももいつかは老人になります。平均寿命が延びていますから、加齢による影響は人生の質にかかわってきます。

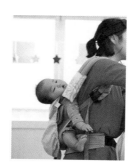

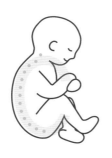 姿勢の問題はおんぶから始まります

現在の医療の問題点は、出産は疾患ではないとの考えから、出産が終わった後は乳幼児の健康管理を小児科に移行することです。

本来、出産後は正しい育児を指導する保育士のいる医院に入院するか、保育士から指導を受けるのが望ましいのです。正しい授乳の仕方や乳幼児の抱き方などの指導をもっと受けたほうがいいと思われます。日本の医療構造の欠陥です。なぜかというと、**子どもの悪い姿勢は出産直後から発症する場合が多い**からです。

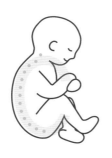

首がすわるまでは、赤ちゃんはお母さんのお腹の中にいたときの姿勢が一番落ち着きます。写真のように首を支えず、頭が後ろに下がったおんぶの仕方は問題があります。頭の重心は頸椎より前方に位置していますから、頭が後ろに下がりすぎると脳幹を圧迫します。脳幹の圧迫は生体に最悪な影響を与えます。

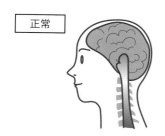

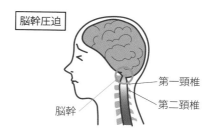

正常　　脳幹圧迫

第一頸椎
第二頸椎
脳幹

とくに脳幹下部にある延髄は、呼吸、咳、心拍、唾液の分泌、姿勢を保持する反射運動を調整しています。また、頭が後に傾斜すると頸椎がゆがみ、首の後ろの筋肉やからだを支える脊柱立位筋が硬くなることにより自律神経が圧迫されます。

> 朝起きたときに首を回すと脳幹の詰まりが改善されてスッキリします。

🦷 ストレートネックに気をつけましょう

　首は緩やかに前向きに彎曲しているのが正常な形ですが、スマホやパソコンを長時間使用していると首の頸椎が真っ直ぐになり、気道を圧迫するストレートネックになってしまいます。

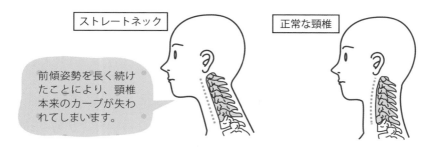

ストレートネック

> 前傾姿勢を長く続けたことにより、頸椎本来のカーブが失われてしまいます。

正常な頸椎

　赤ちゃんのおんぶの仕方が間違っていると、ストレートネックと同じように頸椎に負担がかかり、脳幹下部の延髄に悪影響を与えてしまいますから気をつけましょう。

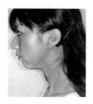

> 典型的なストレートネックです。

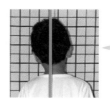

> 頸椎が左に弯曲しています。

家族全員で習慣を見直しましょう

　噛み方、座り方、呼吸の仕方といった、ふだん何気なくおこなっている生活習慣が、からだのバランスを崩す原因になっていることがおわかりいただけたでしょうか。

　子どもはすぐに大人のまねをします。大人がだらしない姿勢で生活していると、子どもにも悪い姿勢が伝染します。家族全員がよい姿勢を心がけて生活しましょう。

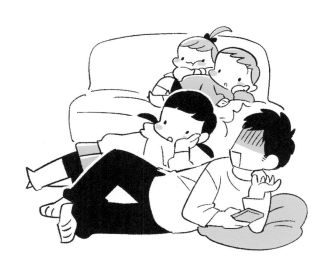

　定期検診で来院されている患者さんで、とても素敵な 80 歳のご婦人がいらっしゃいます。そこで質問をしてみました。

　「いつも健康で綺麗でいるための秘訣は何ですか?」

　するとその方はこう答えました。

　「みなさん、いろいろと方法はご存じです。でもそれを続けられるかどうかが大切なのですよ」

　これがすべての答えでしょう。

おわりに

　多くの方は歯並びを治すのは歯科医師の仕事だと考えています。でもそれは、おうちでできるチェックポイントを見逃してしまい、悪い歯並びやその原因になる悪い習慣を放置した結果です。おうちの方がいつも子どもの口の中を観察し、発達に応じたチェックポイントを知ってさえいれば、悪い歯並びが定着してしまう前に適切な対応ができるのです。それによって大人になってからの顔つきや表情も大きく変わってきます。

　子どもの歯並びが悪いのは偶然ではありません。生まれたときからのちょっとした習慣の積み重ねが叢生や反対咬合の原因をつくってしまうのです。さらに怖いのは、それを放置していると顔の筋肉が正しく使えなくなり、顔がゆがんでしまったり、表情のとぼしい顔つきになってしまうことです。

　そこで本書では、おうちの方が悪い歯並びの芽をいち早く見つけて、矯正につながる扉を開けられるおうち矯正を目指しました。おうち矯正にはその時々で開けられる扉が決まっています。子どもの成長は速いので、扉はすぐに閉まってしまいます。タイミングを間違えると鍵がかかって開かなくなってしまい、そうなれば歯科医院に通うしかありません。本書を読んでいただくことで、扉を開ける正しいタイミングを知り、お子さんの歯と健康、そして表情豊かな顔のためにおうちでできる努力を習慣にしていただければ幸いです。

　歯並びが悪くなる最大の原因は、歯列に正しい発育刺激を与えない食習慣です。他にも、舌と口の周りの筋肉の不自然な使い方、そして間違った生活習慣も原因です。ぜひ観察力を磨いて、お子さんの悪習を見抜いてください。食卓にお茶やお水を置かない環境も大切です。慣れてしまえば簡単な生活習慣の工夫で、歯列の育成、表情筋の活性化が可能になります。

　現在の矯正学は、歯を抜くことを前提にした外科的治療が主流です。そのため、あまり早い段階で矯正歯科を受診すると「もう少し様子を見ましょう」と言われることが多いのです。これは「抜くべき歯が生えてくるまで待ちましょう」という意味です。アメリカ式の抜歯による矯正学では第一小臼歯（前から数えて4番目の歯）を抜くことが基本だからです。

　著者はこうした抜歯を基本とする矯正法に疑問を感じて、できるだけ歯を保存しながら治療する保存学を大学院で学びました。本来は歯を大切にする立場にある歯科医が、抜歯を前提にした治療をすることになじめなかったからです。研究の結果、ヨーロッパには昔から抜歯をしない床矯正という治療法があることを知り、1979年から著者は床矯正を臨床に取り入れました。

　必要な器具などもすべて自分で製作して工夫するうちに、お金をかけず、抜歯をしなくても、患者さんが望む結果が得られることがわかりました。第7章で紹介した「おうち矯正の秘密兵器たち」も、

患者さんと歯科医のために著者が考案したものです。今では床矯正に賛同して実践する歯科医院が全国に広がっています。

2001年に、それまで手掛けた2000症例の床矯正治療の内容をまとめた『抜かない歯医者さんの矯正の話』（弘文堂）を刊行しましたが、その後20年を経て症例は1万4000件まで増えました。その経験上、必ずしも床矯正治療をしなくても、ご家庭での習慣や食事環境などの工夫次第で歯並びが改善することがわかってきました。その知見をまとめたのが本書です。

日本歯科大学矯正学前助教授の粥川浩先生は著書『KAYUKAWAの矯正・筋訓練法』で「不正咬合は、顎口腔系の働きにその原因があるのではないか」と語り、その対処法として、「咀嚼訓練」「噛みしめ訓練」を徹底して、筋機能を回復するのがよいと言っています。こうした訓練によって、従来なら抜歯が必要と考えられてきた患者が非抜歯で治るケースや、後戻りに対する不安と悩みが少なくなるケースが確実に存在すると述べているのです。

粥川先生は抜歯を基本とする従来型の矯正専門医でありながら、基本治療として抜歯矯正以外の治療法も勧めています。発症原因を考え、そこから治療方法を考えて不正歯列を改善するという粥川先生の発想を著者も踏襲しているのです。

著者は約50年にわたり歯科医療の勉強を続け、臨床経験を積んできました。研鑽の結果、歯科医の仕事は歯を治すだけではなく、

歯と骨格、顔貌を悪くさせない方法を患者さんに伝えることだとわかりました。本書でそれが実現し、結果として矯正治療が減るならば、歯科医としてこれほど喜ばしいことはありません。

　このことを教えてくださったのは大学教育ではなく、著者の指示を忠実に守ってくださった患者さんとそのご家族です。歯科治療のお師匠さんである患者さんとご家族の方々に感謝いたします。

　2022 年 12 月

鈴木　設矢

著者紹介

鈴木 設矢 すずき せつや

1978 年	日本歯科大学大学院　保存学修了
1979 年	日本歯科大学保存学教室　非常勤講師
	同年　東京都中野区にて開業
1996 年	日本歯科大学　歯周病学教室　非常勤講師
2000 年	床矯正研究会を設立　主幹
2001 年	日本歯科用 Nd:YAG レーザー学会　理事
2016 年	国際歯科学士会（ICD）日本部会　副会長
2019 年	一般社団法人日本床矯正研究会　会長

社団法人日本床矯正研究会 HP

主な単著

『抜かない歯医者さんの矯正の話—2000 の症例から語る』弘文堂、2001 年
『床矯正・矯正治療の手引き』弘文堂、2002 年
『臨床医のための床矯正・矯正治療［基礎篇］［症例篇］』弘文堂、2007 年
『臨床医のための床矯正・矯正治療　反対咬合篇』2012 年
『GP のための床矯正・矯正のすすめ』デンタルダイヤモンド社、2008 年
（韓国語訳、2018 年）
『月刊鈴木設矢—床矯正治療の 5 Essentials』デンタルダイヤモンド社、2014 年
ほか共著・論文多数

イラスト

モチダちひろ

イラストレーターで二児の母。
SNS やブログ「ちひろのスキブログ」その他で、
家族エッセイや連載漫画を発信中

ちひろのスキブログ HP

デザイン・作図　高嶋良枝
構成・校正　外山千尋（弘文堂）

0歳からのおうち矯正

2023（令和5）年1月15日　初版1刷発行
2024（令和6）年4月30日　同　2刷発行

著　者　鈴木　設矢
発行者　鯉渕　友南
発行所　株式 弘文堂

101-0062　東京都千代田区神田駿河台1の7
TEL 03(3294)4801　振替 00120-6-53909
https://www.koubundou.co.jp

イ ラ ス ト　モチダちひろ
デザイン／図　髙嶋良枝
印　刷　三報社印刷
製　本　井上製本所

ISBN978-4-335-76023-5

資料編

第 7 章

131 頁 「あげろーくん」使用による気道の拡張

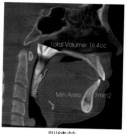 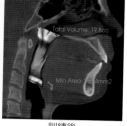

訓練前　　　　　　　　　訓練後

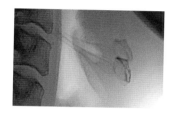

訓練前（青色）と訓練後（赤色）の舌骨の
位置を重ねました。訓練により舌骨が挙上
しているのがわかります。

133 頁　リットレメーター使用によるニキビの改善

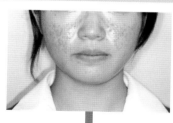 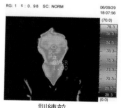 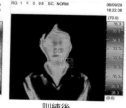

訓練前　　　　　　　　訓練後

3 分間の訓練で、30 分後には顔から首にかけて皮膚表面
温度が高くなりました。

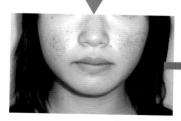 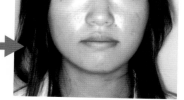

左：6 か月後。
右：1 年 10 か月後。ニキビは解消しました。

第8章

151頁　食事による皮膚表面温度の上昇

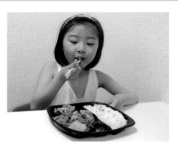

食事は口の筋肉だけではなく、
顔全体の筋肉を使います。

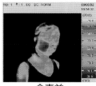
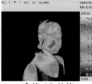
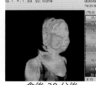

食事前　　　　　　　食後15分後　　　　　　食後30分後

食後はおでこから胸
まで表面温度が高く
なりました。

食後30分後の方が皮膚表面温度は高くなっています。食事中だけでなく、
食後も筋肉の活性化は続いているのです。

第10章

182頁　猫背による気道容積の変化

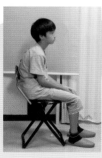
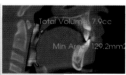

猫背の状態

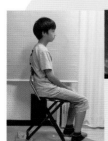
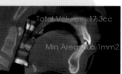

座面を前方に傾斜
させた状態